思春期・青年期の患者のための
末期腎不全（ESKD）診療ガイド

厚生労働科学研究費補助金難治性疾患等政策研究事業（難治性疾患政策研究事業）
難治性腎障害に関する調査研究班
監修：成田一衛
編集：服部元史　岩野正之

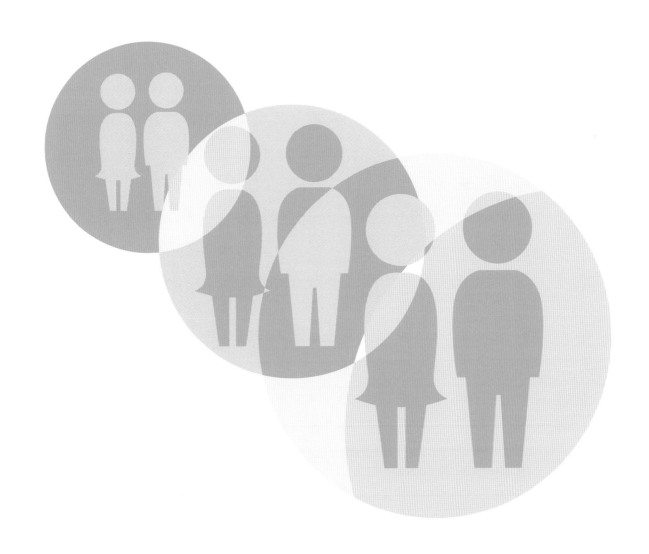

本書は，令和4年度において厚生労働科学研究費補助金(難治性疾患政策研究事業)
「難治性腎障害に関する調査研究」を受け，実施した研究の成果です。

厚生労働科学研究費補助金難治性疾患等政策研究事業（難治性疾患政策研究事業）
難治性腎障害に関する調査研究班
「思春期・青年期の患者のための末期腎不全（ESKD）診療ガイド」

監修

成田一衛（新潟大学大学院医歯学総合研究科腎・膠原病内科学）

編集

服部元史（東京女子医科大学腎臓小児科）

岩野正之（福井大学医学部腎臓病態内科学）

執筆

芦田　明（大阪医科薬科大学小児科）

岩野正之（福井大学医学部腎臓病態内科学）

岡本孝之（北海道大学病院小児科）

後藤芳充（日本赤十字社愛知医療センター名古屋第二病院小児腎臓科）

西山　慶（九州大学病院小児科）

西村勝治（東京女子医科大学精神医学講座）

服部元史（東京女子医科大学腎臓小児科）

濱崎祐子（東邦大学腎臓学講座（小児科））

平野大志（東京慈恵会医科大学小児科）

三浦健一郎（東京女子医科大学腎臓小児科）

執筆協力

青木裕次郎（東邦大学腎臓学講座（泌尿器科））

岡部安博（九州大学病院臨床腫瘍外科）

石田英樹（東京女子医科大学移植管理科（泌尿器科））

井上永介（昭和大学統括研究推進センター）

酒井　謙（東邦大学腎臓学講座（内科））

佐古まゆみ（国立成育医療研究センター研究推進部門）

武田朝美（日本赤十字社愛知医療センター名古屋第二病院腎臓内科）

西尾妙織（北海道大学病院内科Ⅱ）

中野敏昭（九州大学病院腎・高血圧・脳血管内科）

花房規男（東京女子医科大学血液浄化療法科）

堀田紀世彦（北海道大学病院泌尿器科）

山本　泉（東京慈恵会医科大学腎臓・高血圧内科）

渡井至彦（日本赤十字社愛知医療センター名古屋第二病院移植外科）

巻頭言

　先天性あるいは小児期発症の疾病が治癒しない，または進行して成人期に至ることは，稀ではありません。医療技術の進歩などにより，成人期まで生命予後が延長できるケースが増えるのは当然であり，近年はいかに患者のQOLを保ち自立した社会人としての成長を促すことができるかという観点で，適切な移行期医療の必要性が認識されるようになっています。腎不全医療の分野でもこの傾向は明確であり，わが国の実態の把握と実臨床に即した標準的診療ガイドの策定が求められていました。一般社団法人日本腎臓学会が中心として行っている厚生労働省難治性疾患政策研究事業，「難治性腎障害に関する調査研究（2014 ～ 2016年の名称は難治性腎疾患に関する調査研究）」では，腎臓病領域の移行期医療の充実に資することを研究事業の柱の一つとしております。現在まで「小児慢性腎臓病患者における移行医療についての提言（2015年）」，「思春期・青年期の患者のためのCKD診療ガイド（2016年）」，「腎疾患の移行期医療支援ガイド-IgA腎症・微小変化型ネフローゼ症候群-（2019年）」などを公表し，その使用状況等を調査してきました。このたび上記に加え，本書「思春期・青年期の患者のための末期腎不全（ESKD）診療ガイド」を刊行することができました。小児期から思春期・青年期ESKD患者の国内の実情について，疫学的事実から留意すべき点，合併症，家族のケア，移行期医療支援の実践方法など，小児科のみならず小生も含む成人の腎臓病領域を専門とする医療者，各スタッフにとって大変参考になる内容を記載するように努力いたしました。

　ここに本書の作成にご尽力いただいた皆様に改めて深謝いたしますとともに，できるだけ多くのかたにご参考いただく，またご批評いただくことを通して，今後の小児期・思春期・青年期の腎不全患者における移行期医療の充実が前進することを祈念いたします。

厚生労働科学研究費補助金難治性疾患政策研究事業
難治性腎障害に関する調査研究

研究代表　成田一衛

はじめに

移行期医療の必要性

　小児腎不全診療の進歩により，小児ESKD患者の延命のみを考える時代は完全に過ぎ去り，大多数の小児ESKD患者は成人期に至るようになりました。小児ESKD患者に対する現在の治療目標は，重篤な腎外合併症がない限り，健常児と遜色なく心身ともに健やかに育てて自立した社会人にすることです。

　この治療目標を達成するためには，1）保存期腎不全の時期から腎不全による合併症を最小限にとどめるためのきめ細かな治療，2）子ども達の生涯にわたる腎不全治療計画，3）保存期腎不全診療，透析医療，腎移植のすべてに精通した腎不全診療の専門医をキーパーソンとするさまざまな職種の医療者からなるチーム医療，そして，4）患者の自立支援，小児科と成人診療科の連携，心理・精神的サポート，社会支援などの移行期医療におけるすべてが必要不可欠です。

本書の目的

　本書は，小児期に腎代替療法を開始して思春期・青年期に至った患者や思春期・青年期に腎代替療法を開始するESKD患者が，小児科から成人診療科へのスムーズな転科が可能となるよう，小児期・思春期・青年期ESKD患者の特徴や特性について，成人診療科医師，小児科医師，精神科医師，看護師，薬剤師，ソーシャルワーカー，臨床心理士など，移行期医療にかかわるすべてのスタッフが知りたい（知っておくべき）事項をわかりやすくかつコンパクトに解説することを目的にして作成しました。小児特有の聞きなれない疾患についてもごく簡単にまとめて記載しています。また，成人診療科への転科が難しい知的障害を伴う患者の特徴や特性についても記載しています。

　本ガイドが思春期・青年期ESKD患者の移行期医療をサポートする一冊となれば幸いです。

　最後に，本ガイド作成にご尽力いただいた研究協力者の先生がた，「小児期腎代替療法導入患者の長期的な医学的・社会的アウトカムに関する調査」および「小児期に腎代替療法を導入した思春期・若年成人患者のうつとQOLの調査」にご協力いただいた先生がた，本ガイドに貴重なご意見をお寄せいただいた先生がた，事務局の皆さま，そして丁寧な編集作業をしてくださった東京医学社に，深く感謝申しあげます。

厚生労働科学研究費補助金難治性疾患政策研究事業
難治性腎障害に関する調査研究

研究分担者　服部元史　岩野正之

もくじ

第4章 思春期・青年期ESKD患者の診療で問題となる患者・家族

第5章 小児ESKD患者の移行期医療支援

附説 疾患解説

略語	欧文	語句
ACE	angiotensin converting enzyme	アンジオテンシン変換酵素
ARB	angiotensin Ⅱ receptor blocker	アンジオテンシンⅡ受容体拮抗薬
CAKUT	congenital anomalies of the kidney and urinary tract	先天性腎尿路異常
CKD	chronic kidney disease	慢性腎臓病
CKD-MBD	chronic kidney disease-mineral and bone disorder	慢性腎臓病に伴う骨・ミネラル代謝異常
Cr	creatinine	クレアチニン
eGFR	estimated glomerular filtration rate	推算糸球体濾過量
ESKD	end-stage kidney disease	末期腎不全
FSGS	focal segmental glomerulosclerosis	巣状分節性糸球体硬化症
GFR	glomerular filtration rate	糸球体濾過量
QOL	quality of life	生活の質
RA	renin angiotensin	レニン・アンジオテンシン
RCT	randomized controlled trial	ランダム化比較試験

第1章　小児・思春期・青年期ESKD患者の疫学と予後

Q1 新規発生患者数は？

20歳未満の小児・思春期・青年期ESKDの新規発生患者数は約90例/年，人口100万人あたりの患者数(per million of the age-related population：pmarp)は約4.0である。

◆ 解 説

日本小児腎臓病学会統計調査委員会の報告によると，2006～2011年までの6年間にわが国で新規に発生した20歳未満の小児・思春期・青年期ESKD患者の総数は540例であったとされており[1]，約90例/年である。

この540例には先行的腎移植が実施された118例，腎代替療法が開始されなかった6例，未記載4例が含まれるため，透析療法が開始された患者数は412例(約69例/年)となる。日本透析医学会統計調査によると，2020年に20歳以上で新規に透析導入された患者数は約38,500例以上と報告されていることから[2]，20歳未満の小児・思春期・青年期ESKDの新規発生患者数は成人と比べて圧倒的に少ない。

なお，人口100万人あたりの患者数(pmarp)として示した各調査年における発生率(incidence)は，3.5 pmarp(2006年)～4.7 pmarp(2009年)，平均4.0 pmarpであった[1]。この発生率は，欧米先進国(米国15.5 pmarp，欧州11カ国9.5 pmarp)と比べてかなり低いことがわが国の特徴であり[1,3]，その理由の一つは，1974年から実施されている学校検尿の成果であると思われる。

文献

1) Hattori M, et al：End-stage renal disease in Japanese children: a nationwide survey during 2006-2011. Clin Exp Nephrol 2015；19：933-938.
2) 花房規男，他：わが国の慢性透析療法の現況(2020年12月31日現在). 日透析医学会誌 2021；54：611-657.
3) Harambat J, et al：Epidemiology of chronic kidney disease in children. Pediatr Nephrol 2012；27：363-373.

Q2 性差，原因疾患は？

20歳未満の小児・思春期・青年期ESKD患者は男性に多い（男性は女性の約1.5倍）。原因疾患は，CAKUT，FSGS，遺伝性疾患が多く，小児期に発症して思春期以降にESKDに陥る患者が多数存在する。

◆ 解 説

日本小児腎臓病学会統計調査委員会の報告によると，2006〜2011年までの6年間にわが国で新規に発生した20歳未満の小児・思春期・青年期ESKD患者540例の性別は，男性322例，女性216例，未記載2例であった[1]。

原因疾患は，低形成腎・異形成腎が30.3％ともっとも多く，次いで，FSGSが12.2％，閉塞性腎症が6.9％と続き，慢性糸球体腎炎は3.9％である（表1）[1]。

CAKUT，FSGS，遺伝性疾患が多いこと，多彩な腎外合併症を認める奇形症候群や染色体異常の症例が少なからずみられること，男性が多いことは，欧米とも共通した小児の特徴である[1,2]。

また，1998〜1999年にかけて実施された日本小児腎臓病学会の調査結果をもとに，15歳未満と20歳未満を対象とした場合のESKD患者の症例数と原因疾患を比較したところ[3]，15歳未満を対象とした場合は120例であったのに対し，20歳未満を対象とした場合には207例と，87例の増加が認められた。さらに，15歳未満を対象とした場合には症例数が少なかったIgA腎症や紫斑病性腎炎などの慢性糸球体腎炎が20歳未満を対象とした場合には明らかに増加すること，またCAKUTやAlport症候群が増加することなどが特徴的な事項である（表2）[3]。

表1 2006 〜 2011年に発症した小児・思春期・青年期ESKD患者の原因疾患と初回腎代替療法開始年齢

文献1より翻訳して引用

原疾患	患者数（人）	割合（％）	初回腎代替療法開始年齢中央値（歳）	原疾患	患者数（人）	割合（％）	初回腎代替療法開始年齢中央値（歳）
低形成腎・異形成腎	164	30.3	9.5	非遺伝性腎疾患 c	13	2.4	7.5
FSGS	66	12.2	12.6	急速進行性腎炎症候群	10	1.9	11
閉塞性腎症	37	6.9	7.7	腎皮質壊死（周産期）	9	1.7	1.7
遺伝性腎障害 a	29	5.4	11.1	溶血性尿毒症症候群	9	1.6	5.7
ネフロン癆	28	5.2	10.4	Wilms腫瘍	8	1.5	3.2
先天性ネフローゼ症候群	25	4.6	0.9	薬剤性腎障害	4	0.7	8.2
多発性嚢胞腎	24	4.4	5.2	神経因性膀胱	3	0.6	14.5
慢性糸球体腎炎 b	21	3.9	15.3	間質性腎炎	3	0.6	14.5
Alport症候群	16	3	15.4	膜性腎症	1	0.2	15.3
急性腎障害	16	3	8.1	ループス腎炎	0	0	―
逆流性腎症	14	2.6	15.4	不明	18	3.3	13.8
				未記載	22	4.1	11.6

a：このリストに書かれていない遺伝性のもの　b：IgA腎症，紫斑病性腎炎，膜性増殖性糸球体腎炎など　c：このリストに書かれていない非遺伝性のもの

なお，CAKUT患者の腎代替療法導入年齢を調査した欧州の報告によると，図に示すように20歳以降も多数の患者に腎代替療法が導入されており，年齢の中央値は31歳である[4]。

このように，小児期に発症して思春期以降にESKDに陥る患者が多数存在することに留意する必要がある。

表2　15歳未満と20歳未満での小児・思春期・青年期ESKD患者における原因疾患の違い

文献3より引用

	15歳未満 (n=120)	20歳未満 (n=207)	増加症例数		15歳未満 (n=120)	20歳未満 (n=207)	増加症例数
FSGS	26	40	14	低形成腎・異形成腎	38	50	12
IgA腎症	0	11	11	逆流性腎症	2	10	8
膜性腎症	0	2	2	閉塞性尿路疾患	4	6	2
ループス腎炎	0	1	1	Alport症候群	5	11	6
ANCA関連腎炎	0	1	1	ネフロン癆	5	6	1
抗糸球体基底膜抗体型腎炎	0	1	1	先天性ネフローゼ症候群	6	7	1
慢性糸球体腎炎	1	4	3	多発性嚢胞腎	3	3	0
膜性増殖性糸球体腎炎	1	3	2	溶血性尿毒症症候群	2	3	1
急速進行性腎炎症候群	2	4	2	間質性腎炎	2	4	2
紫斑病性腎炎	1	2	1	Denys-Drash症候群	2	2	0

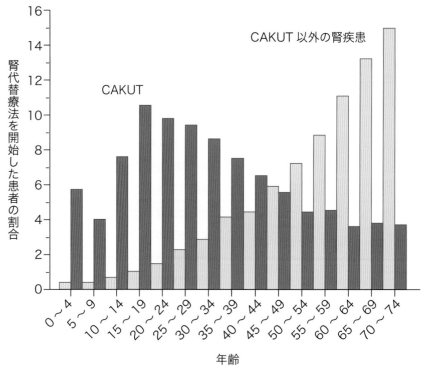

図　CAKUTとCAKUT以外の腎疾患患者における腎代替療法開始年齢の分布

文献4を翻訳して引用

文献

1) Hattori M, et al：End-stage renal disease in Japanese children: a nationwide survey during 2006-2011. Clin Exp Nephrol 2015；19：933-938.

2) Harambat J, et al：Epidemiology of chronic kidney disease in children. Pediatr Nephrol 2012；27：363-373.

3) 服部元史，他：統計調査委員会設立の経緯と活動状況に関する報告. 日小児腎臓病会誌 2009；22：222-225.

4) Wühl E, et al：Timing and outcome of renal replacement therapy in patients with congenital malformation of the kidney and urinary tract. Clin J Am Soc Nephrol 2013；8：67-74.

Q3 初回腎代替療法の選択は？

年齢別に初回腎代替療法の選択は異なり，5歳未満では約87％に腹膜透析が選択され，5歳以上では30％前後に先行的腎移植が選択されている。血液透析は年齢が高くなるに従い選択される割合が増え，15歳以上の約31％に選択されている。

◆ 解 説

日本小児腎臓病学会統計調査委員会の報告によると，2006～2011年までの6年間にわが国で新規に発生した20歳未満の小児・思春期・青年期ESKD患者540例の初回腎代替療法の選択は，腹膜透析が327例（60.6％），血液透析が85例（15.7％），先行的腎移植が118例（21.9％），腎代替療法を開始しなかった症例が6例（1.1％），未記載4例（0.7％）であった[1]。

年齢別にみた初回腎代替療法の選択状況を図[1]に示す。5歳未満の年齢区分では約87％に腹膜透析が実施され，5歳以上では30％前後に先行的腎移植が実施されている[1]。血液透析は年齢が高くなるに従い選択される割合が増え，15歳以上の31.3％に選択されている（0～4歳は8.2％，5～9歳は11.0％，10～14歳は14.6％）[1]。先行的腎移植の割合は，欧州で約21％，米国で約17％と報告されており[2]，欧米とほぼ同等の割合である。また，成人と比べて多くの症例で腹膜透析が選択されていることが小児の特徴である。

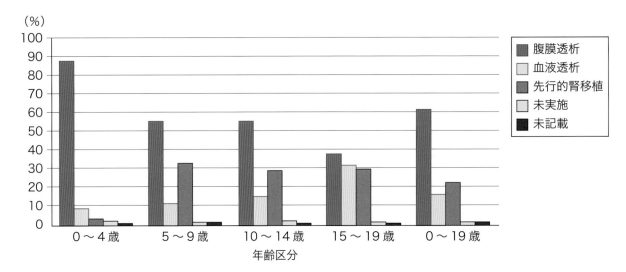

図　年齢別にみた初回腎代替療法の選択

文献1より翻訳して引用

文献

1) Hattori M, et al：End-stage renal disease in Japanese children: a nationwide survey during 2006-2011. Clin Exp Nephrol 2015；19：933-938.

2) Harambat J, et al：Epidemiology of chronic kidney disease in children. Pediatr Nephrol 2012；27：363-373.

Q4 腎移植実施率は？

20歳未満の小児・思春期・青年期ESKD患者の約62％は腎代替療法開始後5年以内に腎移植を受けている（先行的腎移植を含む）。

◆ 解 説

日本小児腎臓病学会統計調査委員会の報告によると，2006～2011年までの6年間にわが国で新規に発生した20歳未満の小児・思春期・青年期ESKD 540例のうち，先行的腎移植が実施された118例，腎代替療法が開始されなかった6例，未記載4例を除いた初回腎代替療法で腹膜透析か血液透析を選択した412例における透析導入後の累積腎移植実施率は，透析導入後1年で13.7％，2年で22.7％，3年で32.9％，4年で43.6％，5年で51.1％であった（図）[1]。先行的腎移植は118例（21.9％）で実施されているため，62.1％の症例はESKDの診断から5年以内に腎移植を受けていることになる[1]。

文献
1) 服部元史, 他：2006年～2011年末までの期間中に新規発生した20歳未満の小児末期腎不全患者の実態調査報告. 日小児腎臓病会誌 2013；26：330-340.

図　初回腎代替療法で透析療法を選択した症例の累積腎移植実施率曲線

文献1より引用

Q5 生命予後は？

20歳未満の小児・思春期・青年期ESKD患者の5年生存率は，腎代替療法導入年齢が1歳以上の場合は約94〜96％であるのに対し，1歳未満の場合は約77％と低く，新生児・乳児透析症例の更なる成績向上が課題として残されている。

◆ 解説

日本小児腎臓病学会統計調査委員会の報告によると，2006〜2011年までの6年間にわが国で新規に発生した20歳未満の小児・思春期・青年期ESKD患者540例のうち，腎代替療法を開始しなかった6例と不明の4例を除いた530例の腎代替療法開始後1年の累積生存率は96.9％で，2年96.2％，3年94.2％，4年93.2％，5年91.5％であった（図1）[1]。観察期間（平均観察期間2.9年）に28例が死亡し，死亡原因としては感染症がもっとも多い11例（39.3％），次いで心不全5例（17.9％）であった[1]。

年齢別にみた死亡率（件数/1,000観察人年）は，0〜4歳の年齢群で41.5（件数/1,000観察人年）と，他の年齢群（5〜9歳：3.3，10〜14歳：13.5，15〜19歳：6.0）に比べて高い[1]。

さらに，2006〜2013年の701例を対象とした解析では，0〜4歳群のうち，1歳未満群の死亡率が高いことが明らかになり，5年生存率は1歳未満で76.8％，1〜5歳94.3％，6〜19歳96.0％であった（図2）[2]。観察期間中に39例が死亡し，死亡原因として感染症がもっとも多い14例（35.9％），次いで心不全6例（15.4％）と突然死6例（15.4％）であった[2]。1歳未満の新生児・乳児透析症例の生存率が低い要因として，感染症罹患，原因疾患（特に常染色体潜性多発性嚢胞腎：autosomal recessive polycystic kidney disease；ARPKD），重篤な腎外合併症が知られているが，本解析では新生児・乳児透析症例の死因は感染症が最多で，原因疾患

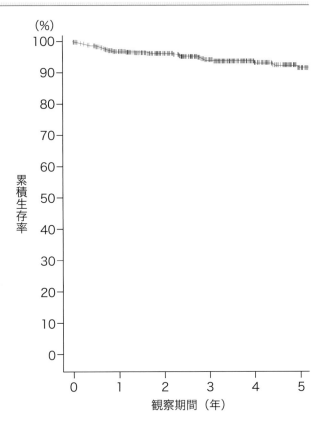

図1　腎代替療法を開始した症例の累積生存率曲線
文献1より引用

はARPKDが最多である[2]。1歳未満の症例は腎移植が実施できる体格になるまで透析療法を継続せざるを得ず，この新生児・乳児透析症例の更なる成績向上が小児ESKD診療における大きな課題として残されている[3]。

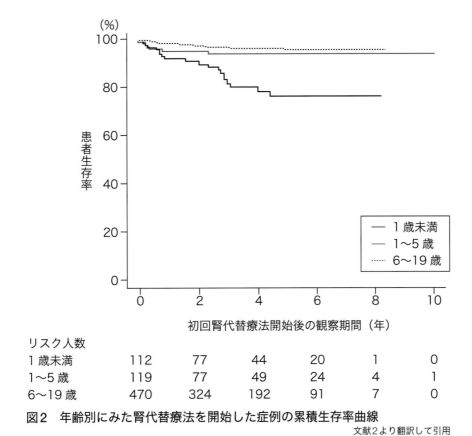

リスク人数

1歳未満	112	77	44	20	1	0
1〜5歳	119	77	49	24	4	1
6〜19歳	470	324	192	91	7	0

図2　年齢別にみた腎代替療法を開始した症例の累積生存率曲線

文献2より翻訳して引用

文献

1) 服部元史, 他：2006年〜2011年末までの期間中に新規発生した20歳未満の小児末期腎不全患者の実態調査報告. 日小児腎臓病会誌 2013；26：330-340.

2) Hirano D, et al：Survival analysis among pediatric patients receiving kidney replacement therapy: a Japanese nationwide cohort study. Pediatr Nephrol 2023；38：261-267.

3) Rees L, et al：Infant Dialysis, in Pediatric Nephrology, edited by Emma F, et al, Berlin, Springer, 2022：1869-1882.

Q6 小児・思春期・青年期の腎移植の成績は？

生体腎移植，献腎移植ともに経年的な生存率は向上しており，2002〜2018年のコホートの10年生存率は，生体腎移植98.5％，献腎移植97.6％である。生体腎移植の移植腎生着率は1986年以降，献腎移植の移植腎生着率は1996年以降に向上し，2002〜2018年のコホートの10年移植腎生着率は，生体腎移植89.7％，献腎移植61.1％である。わが国の廃絶理由には欧米と比較して服薬ノンアドヒアランスが多いため，移行期医療の実践が喫緊の課題である。

◆ 解 説

日本小児腎移植臨床統計小委員会による2021年の報告[1]をもとに，生存率，死因，移植腎生着率，廃絶理由について概説する。

1. 移植年代別にみた生存率と死因

1）生存率

生体腎移植，献腎移植ともに，1985年以前のコホー

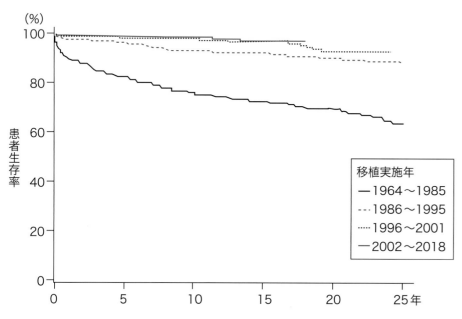

移植年			5年後	10年後	15年後	20年後	25年後
1964〜1985 N	411		324	284	255	199	153
生存率（%）[SE]			82.2[1.9]	76.0[2.1]	72.7[2.3]	69.4[2.4]	63.7[2.6]
1986〜1995 N	608		569	515	450	343	200
生存率（%）[SE]			96.5[0.8]	93.2[1.0]	92.4[1.1]	90.5[1.3]	88.6[1.4]
1996〜2001 N	429		402	367	248	71	—
生存率（%）[SE]			98.1[0.7]	97.6[0.7]	96.4[1.0]	93.2[1.8]	—
2002〜2018 N	1,102		657	295	68	—	—
生存率（%）[SE]			99.2[0.3]	98.5[0.5]	97.1[1.0]	—	—

図1　移植年代別の生存率（生体腎移植）

文献1より引用

トと比較して，1986年以降の3群のコホートにおいて生存率の有意な向上を認め，経年的な生存率の向上がみられる（**図1，図2**）[1]。この経年的な生存率の向上は，後述する移植腎生着率の向上，腹膜透析や血液透析の進歩，赤血球造血刺激因子製剤や成長ホルモンの臨床応用など，小児ESKD診療全体の向上によるものと思われる。さらに2021年の報告[1]とほぼ同じ移植年代カテゴリーで生命予後を比較検討したANZDATA（Australia and New Zealand Dialysis and Transplant Registry）からの報告でも同様の結果が示され，経年的な生命予後の改善には心血管疾患と感染症による死亡の減少が寄与していたと報告されている[2]。

2）死因

1986～2018年のコホートをまとめた死因の検討では，心血管疾患28.7％，感染症18.9％，悪性腫瘍6.6％であった[1]。小児腎移植患者の三大死因は，感染症，悪性腫瘍，心血管疾患とされているが[3]，NAPRTCS（North American Pediatric Renal Trials and Collaborative Studies）では，感染症27.9％，心血管疾患14.5％，悪性腫瘍11.3％と報告されている[4]。

わが国の小児は欧米小児と比べて悪性腫瘍の発症頻度が低く，理由として悪性黒色腫を含む皮膚癌の頻度が欧米より低いことが明らかになり，これがわが国の小児が欧米小児より悪性腫瘍の発症頻度が低い理由の一つであることが示唆されている[5]。

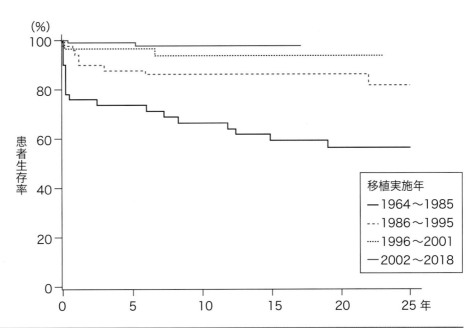

移植年		5年後	10年後	15年後	20年後	25年後
1964～1985 N	50	32	28	23	19	13
生存率（％）[SE]		73.2[6.4]	66.3[6.9]	59.0[7.3]	56.0[7.5]	56.0[7.5]
1986～1995 N	52	42	38	34	24	13
生存率（％）[SE]		87.8[4.7]	85.8[5.0]	85.8[5.0]	85.8[5.0]	81.9[6.1]
1996～2001 N	31	29	25	18	13	—
生存率（％）[SE]		96.8[3.2]	93.3[4.6]	93.3[4.6]	93.3[4.6]	—
2002～2018 N	162	94	40	6	—	—
生存率（％）[SE]		98.6[1.0]	97.6[1.4]	97.6[1.4]	—	—

図2　移植年代別の生存率（献腎移植）

文献1より引用

2. 移植年代別にみた移植腎生着率と廃絶理由

1）移植腎生着率

　小児生体腎移植の移植腎生着率は1986年以降に向上し，小児献腎移植の移植腎生着率は1996年以降に向上しているが（図3，図4）[1]，この移植腎生着率向上の要因の一つとして，新しい免疫抑制薬の導入による急性拒絶反応の制御が関与しているとされ，これは世界的にも共通した事項である[3]。短期の移植腎生着率（5年生着率）をDharnidharkaら[3]の報告から国際比較してみると，生体腎移植，献腎移植ともに，欧米より良好な成績であった（表1）。特に，2010年までは心停止後提供の献腎移植が多かったわが国の成績が，脳死下提供の献腎移植が圧倒的に多い欧米の成績と比べて同等である点は特筆すべき事項である。

　中・長期（10年以上）の小児腎移植成績に関する報告はきわめて限られているため，UK Transplant Registry dataをまとめた報告[6]とわが国の報告を表2に示す。短期成績と同様に，生体腎移植，献腎移植ともに，1996年以降は英国より良好な成績ではあった。しかし，小児の長い人生を考えると，中・長期腎移植成績の更なる向上が必要である。

2）廃絶理由

　1996年以降のコホートのうち，移植腎が廃絶した240腎（生体腎移植）と67腎（献腎移植）を対象として，廃絶理由が報告されている（表3）[1]。慢性拒絶反応が最多であるが（生体腎移植37.9％，献腎移植29.9％），米国でも同様に慢性拒絶反応が35.6％と最多である[4]。献腎移植は生体腎移植と比較して急性拒絶反応ならび

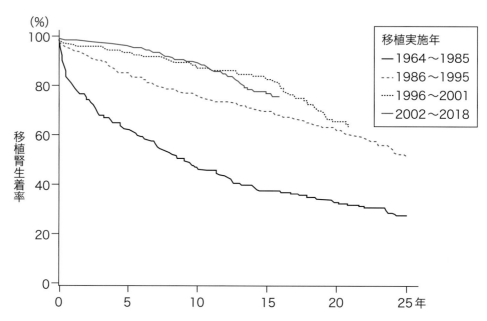

移植年		5年後	10年後	15年後	20年後	25年後
1964～1985　N	295	185	139	109	87	65
生着率（%）[SE]		62.7 [2.8]	47.1 [2.9]	37.8 [2.8]	33.1 [2.8]	27.9 [2.7]
1986～1995　N	426	359	319	276	198	94
生着率（%）[SE]		85.2 [1.7]	76.6 [2.1]	70.0 [2.2]	62.4 [2.4]	51.4 [2.7]
1996～2001　N	375	339	300	197	53	—
生着率（%）[SE]		93.8 [1.3]	87.9 [1.7]	82.6 [2.1]	66.0 [3.4]	—
2002～2018　N	996	585	255	53	—	—
生着率（%）[SE]		96.3 [0.7]	89.7 [1.3]	77.4 [2.7]	—	—

図3　移植年代別の移植腎生着率（生体腎移植）

文献1より引用

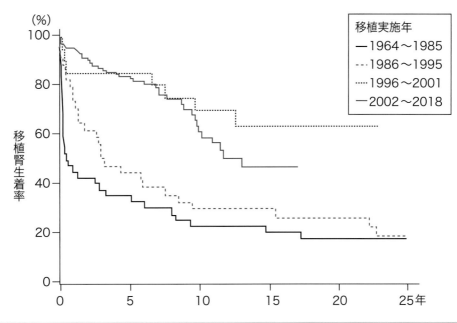

移植年		5年後	10年後	15年後	20年後	25年後
1964〜1985 N	42	14	9	8	6	6
生着率（%）[SE]		34.8[7.4]	22.4[6.5]	19.9[6.3]	17.4[6.0]	17.4[6.0]
1986〜1995 N	34	15	10	9	8	3
生着率（%）[SE]		44.1[8.5]	29.4[7.8]	29.4[7.8]	26.1[7.6]	18.7[7.0]
1996〜2001 N	20	17	13	9	8	—
生着率（%）[SE]		85.0[8.0]	70.0[10.3]	63.6[11.1]	63.6[11.1]	—
2002〜2018 N	140	73	24	4	—	—
生着率（%）[SE]		82.4[3.4]	61.1[6.1]	46.5[7.5]	—	—

図4 移植年代別の移植腎生着率（献腎移植）

文献1より引用

表1 小児腎移植の短期移植腎生着率（国際比較）

文献3を参考に作成

レジストリー	移植年	ドナー	5年生着率（%）
NAPRTCS	2003〜2010	生体腎	84
		献腎	78
CTS	2005〜2008	生体腎	92
		献腎	84
日本	2002〜2018	生体腎	96
		献腎	82

NAPRTCS : North America Pediatric Renal Trials and Collaborative Studies
CTS : Collaborative Transplant Study

に拒絶反応に感染症・多臓器不全などが合併したことによる廃絶が多かったが，米国でも献腎移植は移植後1年以内の急性拒絶反応の発症頻度が高い[4]。

原疾患の再発による廃絶は，生体腎移植5.0%，献腎移植4.5%であったが，米国では7.0%であった[4]。原疾患の再発でもっとも問題となる疾患はFSGSであり，その病因・病態の解明と画期的な治療法の開発が強く望まれている。

患者自身による免疫抑制薬中止の廃絶は，生体腎移植10.4%，献腎移植9.0%で認められ，いまだに世界共通の問題となっている[3]。米国では患者自身による免疫抑制薬中止の廃絶は4.3%と報告されており[4]，最近のイスラエルからの報告では5.6%とされている[7]。一方，わが国の小児生体腎移植の廃絶理由として，患者自身による免疫抑制薬中止の廃絶は急性拒絶反応よりも頻度が高く，慢性拒絶反応に次いで2番目に多い（表3）。このように，わが国の腎移植で服薬ノンアドヒア

表2　小児腎移植の中・長期移植腎生着率（英国との比較）

文献6を参考に作成

		5年生着率（%）	10年生着率（%）	15年生着率（%）	20年生着率（%）	25年生着率（%）
UK,1987～2016	生体腎	89	74	NA	49	33
	献腎	75	61	NA	40	31
日本, 1986～1995	生体腎	85	77	70	62	51
	献腎	44	29	29	26	19
日本, 1996～2001	生体腎	94	88	83	66	–
	献腎	85	70	64	64	–
日本, 2002～2018	生体腎	96	90	77	–	–
	献腎	82	61	47	–	–

表3　小児腎移植患者（1996～2018年）の廃絶理由

文献1より引用

	生体腎移植 n=240	献腎移植 n=67
慢性拒絶反応 n（%）	91（37.9）	20（29.9）
急性拒絶反応 n（%）	10（4.2）	9（13.4）
原疾患の再発によるもの n（%）	12（5.0）	3（4.5）
Primary Nonfunction n（%）	7（2.9）	2（3.0）
拒絶反応に感染症・多臓器不全が合併 n（%）	5（2.1）	3（4.5）
患者自身による免疫抑制薬の中止n（%）	25（10.4）	6（9.0）
医学的理由による免疫抑制薬の中止 n（%）	3（1.3）	0
薬剤性腎障害 n（%）	2（0.8）	0
技術的問題 n（%）	4（1.7）	0
死亡のため n（%）	11（4.6）	3（4.5）
その他・不明 n（%）	70（29.2）	21（31.3）

ランスによる廃絶が多いことはきわめて憂慮すべき事態である。小児医療施設から成人医療施設への転院・転科に伴う服薬ノンアドヒアランスによる移植腎機能の廃絶が多いことも報告されており[8]，移行期医療の実践が喫緊の課題である。

文献

1) 服部元史, 他：本邦小児腎移植の臨床的背景と移植成績：2016年報告のアップデート. 日臨床移植会誌 2021；9：215-225.

2) Francis A, et al：Survival after kidney transplantation during childhood and adolescence. Clin J Am Soc Nephrol 2020；15：392-400.

3) Dharnidharka VR, et al：Kidney transplantation in children. N Engl J Med 2014；371：549-558.

4) Chua A, et al：Kidney transplant practice patterns and outcome benchmarks over 30 years：The 2018 report of the NAPRTCS. Pediatr Transplant 2019；23：e13597.

5) Yabuuchi T, et al：Cancer after pediatric kidney transplantation：A long-term single-center experience in Japan. Transplant Direct 2021；7：e687.

6) Mumhord L, et al：The impact of changing practice on improved outcomes of Paediatric renal transplantation in the United Kingdom：a 25 years review. Transplant Int 2019；32：751-761.

7) Davidovits M, et al：Long-term outcomes during 37 years of pediatric kidney transplantation：a cohort study comparing ethnic groups. Pediatr Nephrol 2021；36：1881-1888.

8) Watson AR：Non-compliance and transfer from paediatric to adult transplant unit. Pediatr Nephrol 2000；14：469-472.

Q7 長期的な医学的・心理社会的アウトカムは？

医学的には長期的合併症として感染症に留意することが重要であり，透析患者では心血管疾患にも留意する必要がある。成長障害の頻度も高く，最終身長が－2.0 SD 以下の患者が約30％を占める。心理社会的アウトカムに関するわが国の調査では，学歴は一般人口と同等であるものの就労，結婚，独立した居住の割合が低く，精神科受診や向精神薬内服の割合が高いことが示されている。

◆ 解 説

移植医療，透析医療の進歩により，小児期発症 ESKD の生命予後は改善し，腎移植成績も向上している（Q5，Q6参照）。しかし，入院を要する合併症として感染症と心血管疾患が重要とされている[1~3]。厚生労働科学研究費補助金難治性疾患等政策研究事業（難治性疾患政策研究事業）「難治性腎障害に関する調査研究」移行ワーキンググループによる全国調査では，小児期に腎代替療法を導入した思春期・青年期 ESKD 患者の長期予後が報告された[4]。これによると，腎代替療法導入後の長期合併症でもっとも頻度が高いのは感染症であり，その発生頻度は腎移植で0.11/人年，腹膜透析で0.25/人年（うち腹膜炎は0.17/人年）と，既報[1]と同等であった[4]。心血管疾患に関しては，腹膜透析における発生頻度は0.073/人年と既報[3]と同等であったが，腎移植後では心血管疾患の発生はなかった[4]。以上より，小児期に腎代替療法を導入した思春期・青年期 ESKD 患者の合併症として感染症が重要であり，特に透析患者では心血管疾患にも留意する必要がある。

成長障害も小児期発症 ESKD における重要なアウトカムである。腎移植では成長のキャッチアップがみられるものの，1/3の患者が低身長のまま成人に至るとされる[5,6]。また，移植時身長の SD スコアまたは Z スコアが最終身長と関連すると報告されている[6,7]。わが国の上述調査でも28.0％の患者で最終身長が年齢・性別相当に対する－2.0SD 以下であった[4]。さらに，知的障害の有無による解析も行われており，移植時身長の SD スコア低値と知的障害を伴うことは低い最終身長と関連していた[4]。

表1 最終学歴（学生，知的障害者を除いた96人の集計結果）

文献4より翻訳して引用

中学校	1(1.0%)
高校	31(32.3%)
専門学校	17(17.7%)
大学(短大含む)＊	44(45.8%)
不明	3(3.1%)

＊令和2年国勢調査では20～30代の大学卒業の割合は49％

表2 既婚者の割合（知的障害者を除いた集計結果）

文献4より翻訳して引用

年齢	男		女	
	患者	一般人口	患者	一般人口
20～24歳	0/28(0%)	4.1%	1/22(4.5%)	6.5%
25～29歳	2/17(11.8%)	22.7%	5/15(33.3%)	32.3%
30～39歳	4/15(26.7%)	52.4%	2/6(33.3%)	62.9%

一般人口のデータは令和2年国勢調査に基づく

表3 親との同居および独居の割合（知的障害のない未婚者での集計結果）

文献4より翻訳して引用

年齢	患者	一般人口
20～24歳		
親と同居	42/48（87.5%）	70.0%
独居	5/48（10.4%）	―
グループホーム	1/48（2.1%）	―
25～29歳		
親と同居	16/25（64.0%）	63.7%
独居	9/25（36.0%）	―
グループホーム	0/25（0%）	―
30～39歳		
親と同居	12/15（80.0%）	62.9%
独居	2/15（13.3%）	―
グループホーム	1/15（6.7%）	―

一般人口のデータは令和2年国勢調査に基づく

■ 就労あり（フルタイム）
▨ 就労あり（パートタイム）
□ 就労あり（雇用形態不明）
▢ 就労継続支援
▩ 非就労
■ 不明

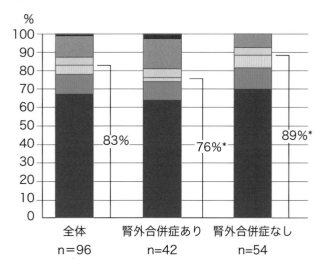

図 就労率（知的障害者を除いた集計結果）
令和2年国勢調査によると20～30代の就労率は約93～96%である。腎外合併症のある患者は腎外合併症のない患者に比べて就労率が低い傾向にあった（*P = 0.11）。

文献4より翻訳して引用

近年，小児期発症ESKD患者における教育，就労などの社会的アウトカムにも大きな関心が寄せられ，学歴および就労，結婚，独立した居住の割合が低いことが報告されている[8, 9]。一方，学歴と就労率は一般人口と同等であるとの報告もされている[10, 11]。わが国の上述調査では，学生と知的障害者を除いた解析において，学歴は一般人口と同等であったが，就労，結婚，独立した居住の割合は一般人口より低かった（表1～3，図）[4]。また，就労している患者の約20%は障害者枠の雇用であった。約15%に精神科の受診歴があり，約6%に向精神薬の服薬歴があった[4]。以上より，小児期発症ESKD患者の自立支援において，就労面および精神面でのサポートが不可欠と考えられる。

文献

1) Chavers BM, et al：Infection-related hospitalization rates in pediatric versus adult patients with end-stage renal disease in the United States. J Am Soc Nephrol 2007；18：952-959.

2) Lofaro D, et al：Infection-related hospitalizations over 30 years of follow-up in patients starting renal replacement therapy at pediatric age. Pediatr Nephrol 2016；31：315-323.

3) Modi ZJ, et al：Risk of cardiovascular disease and mortality in young adults with end-stage renal disease. JAMA Cardiol 2019；4：353-362.

4) Miura K, et al：Medical and psychosocial outcomes in adolescents and young adults with childhood-onset end-stage kidney disease: a nationwide study in Japan. Clin Exp Nephrol, in press. doi：10.1007/s10157-023-02327-z

5) Nissel R, et al：Effect of renal transplantation in childhood on longitudinal growth and adult height. Kidney Int 2004；66：792-800.

6) Lopez-Gonzalez M, et al：Linear growth in pediatric kidney transplant population. Front Pediatr 2020；8：569616.

7) Englund MS, et al：Growth impairment at renal transplantation–A determinant of growth and final height. Pediatr Transplant 2003；7：192-199.

8) Mellerio H, et al：Adult social and professional outcomes of pediatric renal transplant recipients. Transplantation 2014；97：196-205.

9) Hamilton AJ, et al：Sociodemograpic, psychologic health, and lifestyle outcomes in young adults on renal replacement therapy. Clin J Am Soc Nephrol 2017；12：1951-1961.

10) Broyer M, et al：Long-term social outcome of children after kidney transplantation. Transplantation 2004；7：1033-1037.

11) Karrfelt HM, et al：Long-term psychosocial outcome after renal transplantation during childhood. Pediatr Transplant 2008；12：557-562.

第2章　思春期・青年期の腎代替療法で
留意すべき事項

Q1 思春期・青年期ではどのような腎代替療法が選択されていますか？

思春期・青年期では，すべての種類の腎代替療法（血液透析・腹膜透析・腎移植）がほぼ均等に選択されている。ただし，体格や腎外合併症の有無，家族の事情，本人の希望，施設や地域の特性などを十分に勘案して，腎代替療法の選択をすることが大切である。

◆ 解 説

日本小児腎臓病学会統計調査委員会の調査によると，思春期・青年期では，血液透析・腹膜透析・先行的腎移植がほぼ均等に選択されている[1]。思春期・青年期より年少の小児では腹膜透析が選択されていることが多く（図）[1]，成人では血液透析が選択されていることが多いという意味では，腎代替療法の選択において思春期・青年期は小児と成人の境界となる年齢になる。

血液透析は，体格の目安として体重20 kg以上がよい適応となる。施行するうえではバスキュラーアクセスが重要な検討事項となる。透析が短期間（目安として3～4週間以内）であれば，短期留置型バスキュラーカテーテルを使用する。一方，長期間の血液透析が必要な場合は，長期留置型カフ型バスキュラーカテーテルを使用する。ただし，カテーテルを使用した血液透析を実施する場合には，将来の内シャント作製や腎移植を考慮して，鎖骨下静脈や大腿静脈へのカテーテル挿入は可能な限り避け，頸静脈を第一選択とする。1年以上の血液透析が必要と考えられる場合は，目安として体重20 kg以上であり，四肢拘縮や骨格変形がない場合には，内シャントの作製を第一選択とする。ただし，血管が十分に発育していないときには将来を見据えて無理なシャント作製は避け，留置カテーテルを挿入する[2]。週3回以上の通院が必要なため，できるだけ日常生活が保てるように生活圏に近い施設を選び，学校などの教育機関と詳細な打ち合わせが必要である。また，在宅血液透析は，透析時間，透析回数に対する制約がなく患者のライフスタイルに合わせた血液透析の実施が可能なため，わが国の小児における実施例は

まだ少ないものの[3]，思春期・青年期では選択肢の一つとして考慮してもよいと考えられる。

腹膜透析は，基本的にすべての思春期・青年期の患者がよい適応となる。在宅で毎日行うため，通院は月1～2回程度である。ただし，腹部疾患が存在する場合，腹腔内スペースが不足している場合，サポートが必要で介護者や家族がいない場合，重度の知的障害で腹膜透析カテーテルの管理に懸念が生じる場合は，腹膜透析に適していない。また，絶対的な禁忌として臍帯ヘルニア，横隔膜ヘルニア，消化管の損傷や腹膜の広範な癒着などがあげられる。一方，胃瘻，ストーマ，膀胱皮膚瘻があっても出口部の場所や保護方法を工夫することで腹膜透析を施行することができる[4]。

腎移植は，腎不全に伴う合併症の回避，透析の際に必要な手術やカテーテル・シャント関連合併症の回避，透析にかかわる時間的拘束がない（介護者や家族を含めて），食事・水分制限がほとんどない，これらの点からすべての腎代替療法のなかでもっとも理想的な腎代替療法と考えられている。体格の目安として身長85～90 cm以上，体重10 kg以上がよい適応となる。生体腎移植と献腎移植があり，また，透析を経ずに移植を行う先行的腎移植（preemptive kidney transplantation：PEKT）という選択肢もある。移植後には免疫抑制薬の服薬が必須になるため，服薬アドヒアランスが見込めるかについても腎移植の適応を考える際には非常に重要である（Q6：思春期・青年期ESKD患者の服薬アドヒアランスについて留意すべき点は何ですか？の項を参照）。

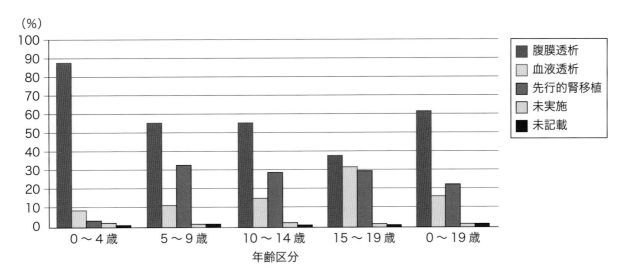

図　年齢別にみた初回腎代替療法の選択

文献1より翻訳して引用

　下部尿路異常を伴う患者には，膀胱拡大術などの尿路再建術や間欠的自己導尿を行い，膀胱尿管逆流を認め移植後に尿路感染の危険性が高い場合には事前の逆流防止術や逆流を認める腎臓を移植前に摘出することがある。

　常染色体潜性多発性嚢胞腎では，両側腎腫大，高血圧，肝疾患が特徴である。肝線維症による門脈圧亢進，食道静脈瘤，脾腫，汎血球減少がある場合には脾臓摘出が考慮される。また，肝内胆管拡張があって胆管炎を反復する場合は腎移植前に肝移植を行う必要がある[5]。

　さらに，腎移植後に再発しやすい腎疾患に対する配慮も必要である。FSGSでは，患者の約20〜30%で再発し，このうちの約50%は移植腎機能廃絶へ至り，再発による移植腎機能廃絶後の二次移植ではほぼ100%が再発するといわれている。

　腎代替療法開始前には，思春期・青年期に特有ないくつかの準備すべき事項があるため，eGFRが30 mL/分/1.73m^{2}前後に低下し，将来ESKDへの進行が避けられないと判断された時期に，血液透析，腹膜透析，腎移植のすべてに精通した腎臓専門医へのコンサルトが推奨される[6]。腎代替療法の選択にあたっては，体格や腎外合併症の有無，家族の事情，本人の希望，施設や地域の特性などを十分に勘案することが大切である。

文献
1) Hattori M, et al：End-stage renal disease in Japanese children: a nationwide survey during 2006-2011. Clin Exp Nephrol 2015；19：933-938.
2) 日本透析医学会 維持血液透析ガイドライン：血液透析導入. 日透析医学会誌 2013；46：1107-1155.
3) 川畑 勝，他：在宅血液透析導入により，家庭生活と学校生活へ復帰し得た小児血液透析患者の一例. 日透析医学会誌 2021；54：407-412.
4) 腹膜透析ガイドライン改訂ワーキンググループ（編）：腹膜透析ガイドライン2019. 医学図書出版，東京，2019.
5) Miura K, et al：Individualized concept for the treatment of autosomal recessive polycystic kidney disease with end-stage renal disease. Pediatr Transplant 2020；24：e13690.
6) 日本腎臓学会，日本透析医学会，日本腹膜透析医学会，日本臨床腎移植学会，日本小児腎臓病学会（編）：腎代替療法選択ガイド2020. ライフサイエンス出版，東京，2020.

Q2 思春期・青年期では腎代替療法を見合わせざるをえない場合はありますか？

思春期・青年期ESKD患者で腎代替療法の導入が有害または利益が乏しいと考えられる場合，あるは単なる延命治療になってしまうだけと判断される場合には，腎代替療法の導入を見合わせざるをえない場合がある。腎代替療法を見合わせざるをえない場合には，保存的腎臓療法（CKM：conservative kidney management）を行う。

◆ 解 説

思春期・青年期ESKD患者で腎代替療法の見合わせが検討される臨床状況には，重篤な心不全や末期癌が併発，全身状態不良，易感染性などがあげられる。

腹膜透析では複数回の腹部手術の既往により腹膜に高度な癒着がある場合，血液透析では高度の成長障害や知的障害の合併，中心静脈カテーテル留置後の血栓症，先天的血管奇形に伴いバスキュラーアクセスが困難である場合などがあげられる。なお，重症心身障害児（者）に対する腎代替療法についてはQ5で解説する。

思春期・青年期の腎代替療法の導入を見合わせるかについては，患者・家族との十分な話し合いのもとで決定しなければならない。

CKMを選択する場合には，それぞれの患者に合わせて患者・家族と医療者が共同で最善の治療選択を決定するコミュニケーションプロセスであるシェアードディシジョンメイキング（shared decision making：共同意思決定）が望ましい[1,2]。

医療者は，決定に必要な問題点を明らかにし，最善の決定には患者の考え，意向の反映が重要であること，一緒に話し合いを進めることを患者・家族に伝える。患者が大切にしたいこと，心配していることを明らかにし，治療選択について十分に比較したうえでベストな選択を決めていく[3,4]。

文献

1) Kharbanda K, et al：Commentary on the NICE guideline on renal replacement therapy and conservative management. BMC Nephrol 2021；22：282.
2) Davis JL, et al：Hard choices, better outcomes: a review of shared decision-making and patient decision aids around dialysis initiation and conservative kidney management. Curr Opin Nephrol Hypertens 2017；26：205-213.
3) Renal Physicians Association：Shared Decision-Making in the Appropriate Initiation of and Withdrawal from Dialysis, Clinical Practice Guideline, 2nd ed., 2010.
4) 透析の開始と継続に関する意思決定プロセスについての提言作成委員会：透析の開始と継続に関する意思決定プロセスについての提言. 日透析医学会誌 2020；53：173-217.

Q3 思春期・青年期での血液透析・腹膜透析・腎移植の長所・短所はどのようなものですか？

思春期・青年期での血液透析・腹膜透析・腎移植には，それぞれ長所・短所がある。腎代替療法の選択にあたっては，医学的な予後だけではなく，ライフスタイルや趣味など自分にあった腎代替療法を選ぶ必要がある。

◆ 解 説

血液透析・腹膜透析・腎移植には，それぞれ以下のような長所・短所がある（表1）[1]。

血液透析：わが国では腎代替療法のなかで一番多く行われているため，医師・看護師が慣れていること，実施施設が多いことが長所である。短所は週3回以上の通院が必要なため，早退・遅刻・欠席が多くなり，思春期・青年期の場合は学校や職場との詳細な打ち合わせが必要で，月単位の十分な時間を設定して準備を進める。バスキュラーアクセス・内シャント作製は少なくとも1カ月以上前，最短でも2～4週間前に作製するようにする。

腹膜透析：思春期・青年期では，①残腎機能の保たれた多尿を呈する腎不全が多い，②日中は学校での生

表1　血液透析・腹膜透析・腎移植の違い

文献1より引用

	血液透析	腹膜透析	腎移植
代替できる腎臓の機能	血液透析で10％程度，腹膜透析で5％程度（エリスロポエチンやビタミンDなどのホルモンの異常が残る）		50％程度。ホルモンの異常はある程度回復
必要な薬剤	末期腎不全のときに使用した薬剤とほぼ同等		免疫抑制薬とその副作用予防の薬剤が追加される
生命予後	腎移植に比べると劣る		優れている
心血管合併症	多い		透析に比べて少ない
生活の質	腎移植に比べると劣る		優れている
生活の制約	多い（週3回，1回4時間程度の通院治療）	やや多い（透析液交換，装置のセットアップなど）	ほとんどなし
社会復帰率	低い場合がある		高い
食事・飲水制限	多い（蛋白・水・塩分，カリウム，リン）	やや多い（水，塩分，リン）	少ない
手術	内シャント作製，カテーテル挿入	腹膜透析カテーテル挿入	腎移植
通院回数	週3回	月に1～2回程度	安定していれば，3カ月以降月1回
旅行・出張	旅行先等での透析施設の確保が必要	透析液等の携帯や準備	制限なし
スポーツ	脱水に注意	腹圧がかからないようにする	移植した部位の保護
妊娠・出産	妊娠・胎児のリスクを伴う		安定期で腎機能良好なら可能。免疫抑制薬等の調整
感染症	リスクが高い		予防が重要
入浴	透析終了後は，当日の入浴・シャワー不可	カテーテル出口部の保護が必要なことがある	制限なし

表1 血液透析・腹膜透析・腎移植の違い（つづき）

文献1より引用

	血液透析	腹膜透析	腎移植
その他の長所	医療スタッフが管理	血圧や老廃物の変動が少ない 在宅治療である 自由度が高い 尿量が維持されやすい	透析療法が不要
その他の短所	バスキュラーアクセスの問題 （閉塞，感染，出血，穿刺痛, ブラッドアクセス困難） 除水による血圧低下	腹部症状（腹が張る等） カテーテル感染・位置異常等 腹膜炎のリスク 透析液への蛋白喪失 腹膜の透析膜としての寿命 （5〜8年くらい）	免疫抑制薬の副作用 拒絶反応等による腎機能障害 透析再導入の可能性 移植腎喪失への不安

表2 腎移植レシピエント選択基準

剣持敬ほか．死体腎移植レシピエント．腎と透析 2014；76（増刊号）：p 553より改変して転載

1. 前提条件

1）ABO式血液型
　ABO式血液型の一致（identical）および適合（compatible）の待機者を候補者とする。

2）リンパ球交叉試験（全リンパ球またはTリンパ球）陰性

3）1年以内に移植希望者（レシピエント）の登録情報が更新されていることを必要条件とする。

4）C型肝炎ウイルス（HCV）抗体
　C型肝炎抗体陽性の臓器提供者（ドナー）から提供された腎臓は，C型肝炎抗体陽性の移植希望者（レシピエント）のみを対象とし，リスクについて十分に説明し承諾を得られた場合にのみ移植可能とする。

活がある，この2つの理由から，夜間に機械を用いて透析を行うAPD（automated peritoneal dialysis）が選ばれることが多い。すべての思春期・青年期ESKD患者が腹膜透析のよい適応となるが，腹部疾患の存在，腹腔内スペースの不足など，さまざまな原因で腹膜透析を行うことが患者および介護者にとって難しい場合は，腹膜透析に適していない。絶対的な禁忌として，臍帯ヘルニア，横隔膜ヘルニア，消化管の損傷や腹膜の広範な癒着などがある。

　腎移植：腎臓のほぼすべての機能を補うことができる腎代替療法である。従来は透析をしてから時期をみて腎移植を行うのが主流であったが，近年は透析をせずにESKDに至った段階で腎移植をする「先行的腎移植」が行われる傾向にあり，わが国では腎移植を受けた小児の約30％が先行的腎移植を行っている。

　先行的腎移植の長所は，透析に伴う合併症を回避し，透析カテーテル留置に伴う手術を軽減できるのみならず，身体的・社会心理的成長への影響を少なくできる点にある。

　腎移植の短所は，拒絶反応を抑えるために服薬を継続しなければならないこと，免疫抑制薬の副作用，拒絶反応などによる腎機能障害があげられる。また，腎移植後は腫瘍発生のリスクが高いことも知られている[2,3]。

　適切なドナーがいないために生体腎移植が施行できない思春期・青年期ESKD患者においては，優先的に献腎提供をすすめる「献腎移植システム」があり，献腎移植レシピエントの選択基準として16歳未満の小児には14点，16〜19歳の小児には12点が加算される（1点はおよそ1年の待機期間に相当）。さらに2018年3月には「20歳未満の小児ドナーから提供された腎臓は小児レシピエントに優先的に提供される」という新しい選択基準が発令された。その結果，成人も含めた全体の平均待機期間は約14年9カ月であるのに対し[4]，2017〜2019年に実施された小児・思春期・青年期の献腎移植

表2 腎移植レシピエント選択基準（つづき）

剣持敬ほか．死体腎移植レシピエント．腎と透析 2014；76（増刊号）：p 553 より改変して転載

2．優先順位

1）搬送時間（阻血時間）
移植希望者（レシピエント）の登録地域は移植希望施設の所在地（都道府県）とする。

地域	点数
同一都道府県内	12点
同一ブロック内	6点

2）HLA の適合度

DR 座の適合 （ミスマッチ数）	A座およびB座の適合 （ミスマッチ数）	点数	
0	0	14	
0	1	13	
0	2	12	
0	3	11	
0	4	10	
1	0	9	
1	1	8	
1	2	7	×1.15点
1	3	6	
1	4	5	
2	0	4	
2	1	3	
2	2	2	
2	3	1	
2	4	0	

3）待機日数	待機日数（N）≦4014日：待機日数ポイント =N/365点 待機日数（N）＞4014日：待機日数ポイント =$10+\log_{1.74}(N/365-9)$点
4）未成年者	16歳未満については14点を加算する。16歳以上20歳未満については12点を加算する。

の平均待機期間は，1〜15歳で805日，16〜19歳で491日と報告されている[5]。

20歳以上になるとこのような献腎移植における優先的腎提供プログラムの対象にはならないため，留意する必要がある（**表2**）。

文献

1) 日本腎臓学会，日本透析医学会，日本腹膜透析医学会，日本臨床腎移植学会，日本小児腎臓病学会（編）：腎代替療法選択ガイド2020，ライフサイエンス出版，東京，2020．

2) Yabuuchi T, et al：Cancer after pediatric kidney transplantation: a long-term single-center experience in Japan. Transplant Direct 2021；7：e687.

3) Aoki Y, et al：Incidence of malignancy after pediatric kidney transplantation: a single-center experience over the past three decades in Japan. Clin Exp Nephrol 2022；26：294-302.

4) 日本臓器移植ネットワーク：移植希望登録者数 https://www.jotnw.or.jp/data/kidneys.php（2022.12.16 アクセス）

5) 宍戸清一郎，他：本邦における小児への献腎配分政策と献腎移植．日臨腎移植会誌 2020；8：94-100.

Q4 腎外合併症を伴う思春期・青年期ESKD患者の腎代替療法で留意すべき点は何ですか？

多臓器症状を伴う場合は複数の診療科との連携が重要になる。画一的な成人診療科への転科ではなく，場合によっては小児科医がまとめ役として継続的に診療にかかわるなど，柔軟な移行が望まれる。

◆ 解 説

CAKUTをはじめとする思春期・青年期ESKDの原因となる疾患では，しばしば腎外合併症を伴う。ERA-EDTA（欧州腎臓学会/透析・移植学会）レジストリーによると，CAKUT症例における腎代替療法開始年齢の中央値は31歳と報告されている[1]。したがって，思春期・青年期ESKD患者では原疾患としてCAKUTの可能性を念頭におき，腎外合併症にも留意する必要がある。成人診療科医がさまざまな腎外合併症に慣れていない場合は，スムーズな移行が困難となることがある。また，知的障害を伴う染色体異常がある場合は，医療者側への不安が生じ，診療自体が拒否されるという報告もある[2]。したがって，2016年に発刊された「思春期・青年期の患者のためのCKD診療ガイド」のなかでは，多臓器症状を伴うsyndromic CAKUTでは 泌尿器科，小児外科，心臓外科，眼科，耳鼻科，脳外科，歯科など，複数の診療科との連携が必要になるため，必要に応じて小児科医がまとめ役として継続的に診療にかかわることが望ましい場合もあると記述されている[3]。この点に留意して，画一的な成人診療科への転科ではなく，小児科医も場合によっては併診するという柔軟な移行が望まれる。

文献

1) Wühl E, et al：Timing and outcome of renal replacement therapy in patients with congenital malformations of the kidney and urinary tract. Clin J Am Soc Nephrol 2013；8：67-74.
2) 長谷川知子：染色体異常症における成人期へのトランジション－ダウン症をモデルとして－. 外来小児 2015；18：346-351.
3) 日本腎臓学会，日本小児腎臓病学会（監），厚生労働省難治性疾患克服研究事業難治性腎疾患に関する調査研究班（編）：思春期・青年期の患者のためのCKD診療ガイド，東京医学社，東京，2016.

Q5 神経発達症，重症心身障害児(者)に対する腎代替療法の開始および治療法の選択はどのように行えばよいですか？

重度の神経発達症や重症心身障害を伴う患者は，自分での意思決定が難しく，生涯にわたり保護者や成年後見人などが彼らの意思を代弁することとなる。したがって，医療者はエビデンスに基づいた医学的情報を伝え，患者および代弁者の価値観や選好などに配慮して，共同で意思決定を行うこと(shared decision making)が望ましい。

◆ 解説

神経発達症とは，発達早期からさまざまな形態でみられる脳機能障害と考えられる。近年発表された診断基準(DSM-5，ICD-11)において神経発達症は，知的障害，自閉症スペクトラム障害，注意欠如・多動症や限局性学習症を包括する概念とされている。また，重症心身障害児は児童福祉法で「重度の知的障害及び重度の肢体不自由が重複している児童」と定義され，成人した重症心身障害児を含めて重症心身障害児(者)と呼ぶ。

小児期に発症する慢性腎疾患のなかで，CAKUTやネフロン癆はしばしば神経発達症を合併する。CAKUTのなかでは，Sotos症候群，CHARGE症候群，Kabuki症候群，Rubinstein-Taybi症候群などで中等度以上の知的障害を伴う。また，Joubert症候群，Bardet-Biedl症候群など，腎疾患の表現型としてネフロン癆を起こす疾患においても重度の神経発達症を合併する。一方，重症心身障害児(者)の発生率は人口1,000人あたり0.3人とされている[1]。原疾患は，染色体異常症などの先天性疾患，周産期関連疾患，神経疾患，代謝疾患など，多岐にわたる。重症心身障害児(者)には，尿路感染症，尿路結石，低形成・異形成腎，水腎症を含むCAKUTなど，多くの腎・泌尿器科疾患が合併する。

ESKDに至った神経発達症や重症心身障害児(者)に対して腎代替療法を導入すべきかについては，医療者との意思疎通の問題，治療に対する理解の低さ，腎代替療法導入後のセルフケアの難しさなど，さまざまな困難が予想されることから，しばしば学会においても議論になる。しかし，原則として神経発達症や重症心身障害であることが腎代替療法導入の妨げにはならないと考えられる。透析では，家族のサポート体制の構築により感染防御，食事・飲水のコントロールは可能である。また，腎移植では，重度の知的障害でも知的障害を伴わないESKD患者と移植腎生着率に差がないとの報告もある[2]。したがって，ドナーが得られる状況であれば腎移植も積極的に検討すべきである。

一方，わが国ではドナーが得られにくい状況にあり，また体格など医学的・技術的な問題で血液透析や腹膜透析が導入しにくい場合や透析を導入できても長期の維持管理が難しい患者もいる。そのため，すべての患者を画一的に考えるのではなく，腎代替療法を導入することがそれぞれの患者にとって最良の選択であるのか，医療者は患者家族と事前に十分な話し合いのうえ，共同で意思決定を行うこと(shared decision making)が重要である。

文献
1) 岡田喜篤：重症心身障害児の歴史. 小児看護 2001；24：1082-1089.
2) Chen A, et al：Severe intellectual disability is not a contra-indication to kidney transplantation in children. Pediatr Transplant 2017；21：doi: 10.1111/petr.12887.

 附説 疾患解説 参照(p79)

Q6 思春期・青年期ESKD患者の服薬アドヒアランスについて留意すべき点は何ですか？

腎代替療法施行中の患者における服薬ノンアドヒアランスは，合併症のリスク上昇および移植腎の機能低下や廃絶に大きく関与する。服薬ノンアドヒアランスによる移植腎廃絶のリスクは7倍になるとされる。また，透析においても高リン血症に伴う生命予後の悪化や血管石灰化による心血管疾患の発症リスクを高める。服薬アドヒアランスを維持するためには，患者が治療方針の決定に参加し，医療者と相談するなかで合意した治療方針に主体的にかかわることが重要である。したがって，医療者は服薬の意義と必要性について説明するだけではなく，十分に理解しているかを確認する必要がある。そのためには，医師のみではなく，看護師，薬剤師，臨床心理士らによる指導，カウンセリング，情報提供などの教育的な内容と行動面の支援を多面的に行うことが重要である。

◆ 解 説

保護者によって行われてきた小児患者に対する治療管理は，患児が思春期を迎えるころには次第に子どもが主体へと移行することが期待される。しかし，思春期は認知発達の観点からも子どもが完全に責任を負えるようになる途上の状態にあると考えられている。思春期は，より低年齢と比べて服薬ノンアドヒアランスのリスクが高く，思春期自体が服薬ノンアドヒアランスの危険因子となる。小児腎移植患者を対象とした先行研究レビューでは，約30%の思春期・青年期の患者に服薬ノンアドヒアランスが認められ，移植腎喪失の約44%に関連していたと報告されている[1]。また，慢性維持透析患者における高リン血症は，生命予後の悪化や血管石灰化による心血管疾患の発症リスクを高めることが知られているが[2,3]，リン吸着薬に対する服薬アドヒアランスは低いことが報告されている[4~6]。したがって，思春期・青年期の患者における服薬アドヒアランスの向上は非常に大きな課題である。

思春期・青年期における服薬ノンアドヒアランスの原因は多面的と考えられている。Stuber[7]は，服薬ノンアドヒアランスの原因として，①時間間隔を守った定時の服薬が求められる免疫抑制薬の複雑な治療レジメン，②薬の副作用，③薬を止めても短期的には悪影響が生じない，④思春期特有の反発心や前頭皮質の未

成熟，この4つをあげている。また，Kraenbringら[8]は，「患児の問題解決に対しての家族のかかわりが患児の自律性を促す方向でない場合に，患児が精神的に不安定で反抗的になる傾向がある一方で，家族が患児の感情変化に向き合おうとしない場合も患児は自分が理解してもらえないと感じ，服薬ノンアドヒアランスにつながる」と報告している。これは，移行期医療が実践されていないことそのものが服薬ノンアドヒアランスにつながっていることを示唆している。しかし，現在のところ服薬ノンアドヒアランス改善におけるエビデンスのある介入方法は確立しておらず，患児だけでなく，家族の要因，医療者の要因に対する多面的な対応の必要性が指摘されている[1]。Lowら[9]のシステマティックレビューでは，1回限りの面接ではなく，多職種による多面的な介入が服薬ノンアドヒアランス改善に有効であったと報告している。また，わが国の研究によると，①患者自身の危機的体験，②他者の逸脱の帰結，③親の献身の回顧的感受，④親の苦言，これらが思春期・青年期の腎移植患者の療養行動の逸脱回避につながったと報告されている[10]。

服薬行動の良否をあらわす服薬アドヒアランスという概念は，本来，患者が治療方針の決定に参加し，医療者と相談するなかで合意した治療方針に主体的にか

かわることを指す。したがって，患者が「なぜ薬が必要なのか」，「自分が飲む薬にはどのような効果があって，どのような副作用があるのか」，「飲み損ねた場合のリスクは何か」，これらについて十分に理解しているかを医療者は確認する必要がある。そのためには，医師のみではなく，看護師，薬剤師，臨床心理士らによる指導，カウンセリング，情報提供などの教育的な内容と行動面の支援を多面的に行うことが重要である。

文献

1) Dobbels F, et al：Adherence to the immunosuppressive regimen in pediatric kidney transplant recipients: a systematic review. Pediatr Transplant 2010；14：603-613.

2) Block GA, et al：Mineral metabolism, mortality, and morbidity in maintenance hemodialysis. J Am Soc Nephrol 2004；15：2208-2218.

3) Kalantar-Zadeh K, et al：Survival predictability of time-varying indicators of bone disease in maintenance hemodialysis patients. Kidney Int 2006；70：771-780.

4) Fissell RB, et al：Phosphate binder pill burden, patient-reported non-adherence, and mineral bone disorder markers: Findings from the DOPPS. Hemodial Int 2016；20：38-49.

5) Martins MT, et al：Potentially modifiable factors associated with non-adherence to phosphate binder use in patients on hemodialysis. BMC Nephrol 2013；14：208.

6) Arenas MD, et al：Challenge of phosphorus control in hemodialysis patients: a problem of adherence? J Nephrol 2010；23：525-534.

7) Stuber ML：Psychiatric issues in pediatric organ transplantation. Child Adolesc Psychiatr Clin N Am 2010；19：285-300.

8) Kraenbring MM, et al：Medication adherence in pediatric renal transplant patients: The role of family functioning and parent health locus of control. Pediatr Transplant 2019；23：e13346.

9) Low JK, et al：Interventions to improve medication adherence in adult kidney transplant recipients: a systematic review. Nephrol Dial Transplant 2015；30：752-761.

10) 長 佳代：小児腎移植後患者の思春期における療養行動の変化と関連する条件. 日看科会誌 2005；25：3-11.

Q7 妊娠・出産する際の留意点は何ですか？

透析患者の妊娠は健康な妊婦と比較して生児を得る確率が低く，早産や低出生体重児の頻度も高くなる。一方で，腎移植後1～2年が経過し，移植腎機能が安定している場合には，比較的安全な妊娠が可能である。ただし，健康な妊婦と比較すると依然として妊娠合併症のリスクは高率であることに留意が必要である。また，男性がCKDの場合には，精子数や精子運動機能などの低下が報告されており，腎疾患を伴う場合，挙児希望の男女いずれにも不妊のリスクがあることの説明が必要である。さらに，挙児希望の男女いずれかもしくは両者が遺伝性疾患を伴う場合には，原疾患の専門診療科の医師・看護師のみならず，遺伝カウンセリング部門や小児科医へのコンサルトなど，出生児に対する総合的な支援体制を整える必要がある。

◆ 解 説

透析患者の妊娠率は1990年以降大幅に向上したものの，健康な妊婦と比較すると依然として低率で，流産，胎児・新生児死亡の頻度が高い。透析患者の先行研究レビューによると，透析患者78例の90妊娠中，生児率は約68%，人工中絶例を除いたとしても生児率は約76%と報告されている[1, 2]。また，早産や低出生体重児の頻度も高率である。したがって，維持透析中の患者が妊娠，出産を強く希望する場合は，妊娠予後や合併症，頻回長時間透析による妊娠予後改善の可能性について情報を提供をする必要がある。Asamiyaら[3]の報告によると，出生体重と透析前の血清尿素窒素（BUN），Crには負の相関が認められ，透析前のBUNを50 mg/dL未満に保つことが推奨されている。一方で，腎不全患者の下垂体-卵巣機能異常は移植後にほぼ正常化すると考えられている。したがって，腎移植後1年以上が経過し，移植腎機能が安定している場合には，透析患者よりも妊娠率が上昇し，比較的安全な妊娠が可能と考えられている。ただし，健康な妊婦と比較すると早産や低出生体重児および妊娠高血圧症候群などの妊娠合併症のリスクは依然として高くなることには留意が必要である。また，免疫抑制薬や降圧薬のなかには妊娠中禁忌の薬剤があり，薬剤による流産

や催奇形性などが問題となる。特に，RA系阻害薬（ACE阻害薬，ARB）は胎児毒性が明らかになっているので，妊娠判明時には中止するように指導する必要がある。さらに，妊娠自体による移植腎機能への悪影響も問題となるため，いずれにしても計画的に妊娠するように説明が必要である。

挙児希望の男女いずれかもしくは両者が遺伝性疾患を伴う患者に対しては，移行期医療をすすめていくために，妊娠・出産と周産期・遺伝など，生殖全般に対する原疾患の影響を的確に評価し，患者に十分な情報を提供する必要がある。また，当該患者のみならず，出生児に対しても適切な医療を施すためには，原疾患の専門診療科の医師・看護師のみならず，女性科・母性内科・産科の医師・助産師・看護師，麻酔科医，遺伝カウンセリング部門のすべてが連携し，総合的な支援体制を整える必要がある。さらに，女性側だけではなく，CKDでは男性側の要因で不妊になることにも留意が必要である。スウェーデンの報告によると，CKDステージが進むほど，精子数や精子運動率の低下および性能や前立腺の機能が低下することが判明している[4]。

文献

1) 日本腎臓学会学術委員会 腎疾患患者の妊娠：診療の手引き改訂委員会（編）：腎疾患患者の妊娠：診療ガイドライン2017, 診断と治療社，東京，2017

2) Piccoli GB, et al：Pregnancy in dialysis patients: is the evidence strong enough to lead us to change our counseling policy? Clin J Am Soc Nephrol 2010；5：62-71.

3) Asamiya Y, et al：The importance of low blood urea nitrogen levels in pregnant patients undergoing hemodialysis to optimize birth weight and gestational age. Kidney Int 2009；75：1217-1222.

4) Lehtihet M, Hylander B：Semen quality in men with chronic kidney disease and its correlation with chronic kidney disease stages. Andrologia 2015；47：1103-1108.

Q8 思春期・青年期の患者に対する薬物投与量の留意点は何ですか？

重症心身障害児(者)や，複数の臓器異常を伴う syndromic CAKUT 患者では，しばしば年齢に比べて筋肉量が少なく，血清Cr値のみでは軽度の腎機能障害を見逃す可能性がある。また，年齢に比べて体格が小さいことも多いため，実際の投与に際しては血清シスタチンC値や血清 β_2 ミクログロブリン(β_2MG)値を使用した腎機能評価とともに，正確な体重測定を行ったうえで投与量を設定することが重要である。すでに複数の薬剤を投与している患者においては，薬物相互作用に注意する必要がある。

◆ 解 説

1. 小児の薬物動態の特徴

　薬効を左右するのは，薬物の血液・組織濃度の変化，つまり薬物動態(pharmacokinetics：PK)と組織レベルでの反応性，すなわち薬力学(pharmacodynamics: PD)である。薬物動態は，吸収(absorption)，分布(distribution)，代謝(metabolism)，排泄(excretion)のADMEと略称されるステップにより規定されている。ADMEに影響するものとして，臓器組織の血流量，胃内pH，細胞外液比率，薬物の性質，血漿蛋白非結合型分率，薬物代謝酵素シトクロムP450(CYP450)の発現量，肝血流量，eGFRなどがあげられる。したがって，これらADMEという薬物動態因子に及ぼす小児の成長の影響を考えることは用法用量設定において非常に大切である。

2. 血清Cr値以外を使用した腎機能評価方法

　臨床現場で腎機能評価を行う場合には，血清Cr値および血清Cr値をもとに算出したeGFRを用いることが多い[1]。しかし，重症心身障害児(者)や複数の臓器異常を伴う syndromic CAKUT 患者では，長期臥床による筋肉量の低下から血清Cr値が不相応に低値となるため，血清Cr値を用いたeGFRが過大評価となり，軽度の腎機能障害を見逃す可能性がある。したがって，小児CKD診断時の腎機能評価の手引きでは，血清シスタチンC値や血清 β_2MG値を用いてGFRの評価を行うこととされている[2, 3]。表1[2]，表2[3]に血清シスタ

表1 血清シスタチンC基準値(mg/L)

文献2より引用

年齢	2.5パーセンタイル		50パーセンタイル		97.5パーセンタイル	
3〜5カ月	0.88		1.06		1.26	
6〜11カ月	0.72		0.98		1.25	
12〜17カ月	0.72		0.91		1.14	
18〜23カ月	0.71		0.85		1.04	
2〜11歳	0.61		0.78		0.95	
	男児	女児	男児	女児	男児	女児
12〜14歳	0.71	0.61	0.86	0.74	1.04	0.91
15〜16歳	0.53	0.46	0.75	0.61	0.92	0.85

表2 血清β_2ミクログロブリン基準値（mg/L）

文献3より引用

年齢	2.5パーセンタイル	50パーセンタイル	97.5パーセンタイル
3〜5カ月	1.5	1.8	3.2
6〜8カ月	1.4	1.8	2.6
9〜11カ月	1.3	1.7	3.3
1歳	1.4	1.7	3.1
2歳	1	1.5	2.5
3歳	1	1.5	2.3
4歳	1.1	1.4	2.5
5歳	1.1	1.4	2.3
6歳	1.1	1.4	2.3
7歳	1	1.4	2.1
8歳	1	1.4	2.5
9歳	1	1.4	2.1
10歳	0.9	1.3	1.9
11歳	1	1.3	2.3
12歳	1	1.3	1.8
13歳	1	1.3	1.8
14歳	0.9	1.3	2
15歳	0.8	1.2	1.8
16歳	0.8	1.2	1.8
全年齢	1	1.4	2.3

チンC値および血清β_2MG値の基準値を示す。また，血清シスタチンC値に基づくGFR推算式を下記に示す（18歳未満に適用）[4]。

$$eGFR（mL/分/1.73m^2）= \frac{104.1}{血清シスタチンC（mg/L）} - 7.80$$

3. 薬物相互作用

重症心身障害児（者）や複数の臓器異常を伴うsyndromic CAKUT患者では，すでに複数の薬物を投与していることが多く，CYP450を介した相互作用が問題となることがある。CYPにはいくつかのタイプがあるが，CYPにより代謝される薬物と同一のCYPの活性を阻害もしくは誘導する薬物との併用により代謝が影響を受け，効果増強や減弱を引き起こす可能性があるため注意が必要である。

文献
1) 中川雅生，他：本邦における小児医薬品開発推進のための提言．日小児会誌 2016；120：1453-1461.
2) 日本腎臓学会（編）：CKD診療ガイド2012，東京医学社，東京，2012.
3) Ikezumi Y, et al：Beta-2 microglobulin-based equation for estimating glomerular filtration rates in Japanese children and adolescents. Clin Exp Nephrol 2015；19：450-457.
4) Uemura O, et al：Cystatin C-based equation for estimating glomerular filtration rate in Japanese children and adolescents. Clin Exp Nephrol 2014；18：718-725.

第3章　思春期・青年期に留意すべき小児ESKD　患者の身体的および精神的合併症

Q1 思春期・青年期ESKD患者の成長障害の概要は？

小児期にCKDを発症した患者は成長障害を伴うことが多く，腎機能の低下とともに成長障害は進行する。成長障害の原因は先天性の要因とCKD合併症によるものがある。内分泌学的異常として，成長ホルモン不応性や思春期開始および骨端線閉鎖時期の遅れが重要である。

◆ 解 説

小児期にCKDを発症した患者は成長障害を伴うことが多く，最終身長の低下につながる[1]。CKDの進行は成長障害のリスクとなり，特に小児期にESKDとなった患者は最終身長が−2.0 SDを下回る割合が約50%とも報告されている[2]。CKDにおける成長障害には多因子が関与しており，子宮内発育不全，親の身長，遺伝性疾患，未熟児，栄養障害などの先天性の要因とCKD-MBD，代謝性アシドーシス，貧血，水・電解質異常，内分泌異常などのCKD合併症による要因がある[3]。

CKDでは成長ホルモン不応性が知られており，成長ホルモンの標的臓器での成長ホルモン受容体発現低下によるインスリン様成長因子1(insulin-like growth factor 1：IGF-1)の欠乏に特徴づけられる[4,5]。CKDでは成長ホルモン受容体の下流に位置するJAK2-STAT5経路が障害されており，IL-6を介したsuppressor of cytokine signaling 3(SOCS 3)発現の増加が関与している[6]。ほかに，アンジオテンシンⅡなどの尿毒症物質やステロイド治療，黄体形成ホルモン作用低下を介した性腺刺激ホルモン放出ホルモン(gonadotropin-releasing hormone：GnRH)の分泌低下や，IGF結合蛋白(binding proteins：IGFBPs)の過剰によるIGF結合能の増加も影響している可能性がある。CKDでの成長ホルモン不応性に対して生理的な量を超えた成長ホルモンを投与することで，IGF-1合成を促進しIGF-1の正常な生物活性が得られ長管骨の成長から最終身長が改善する。

思春期とは，第二次性徴の出現から骨端線が閉鎖し成長が停止するまでの時期を指す。女性は平均10.0歳，男性は平均10.8歳で思春期が開始し，成長スパートが起こる。女性は10〜12歳の2年間に身長が急伸，以後成長率は急速に低下し，17歳ごろに最終身長に達する。男性は女性に遅れて11〜14歳の約3年間に急伸，19歳ごろに最終身長に達する。1980年代にCKD患者の思春期は健常者よりも2〜2.5年遅れて開始し，その期間が短く成長率のピーク値が低いことが報告された[7]。しかし，近年の報告では思春期開始年齢は腎代替療法を受けている小児と健常児で差がなく，血清中の性ホルモンは大多数の患者において正常であることがわかった[8,9]。さらに，腎移植年齢が低い患者では思春期開始年齢が早まることも報告されており，小児ESKD患者に対する早期腎移植は思春期開始時期にも影響を与えることが裏づけられた。これに伴い骨端線閉鎖時期の遅れも改善しているが，健常者に比べ約1.4年の遅れがみられる[10]。

文献

1) Harambat J, et al：Adult height in patients with advanced CKD requiring renal replacement therapy during childhood. Clin J Am Soc Nephrol 2014；9：92-99.
2) André JL, et al：Final height in children with chronic renal failure who have not received growth hormone. Pediatr Nephrol 2003；18：685-691.
3) Drube J, et al：Clinical practice recommendations for growth hormone treatment in children with chronic kidney disease. Nat Rev Nephrol 2019；15：577-589.
4) Tönshoff B, et al：Deconvolution analysis of spontaneous nocturnal growth hormone secretion in prepubertal children with preterminal chronic renal failure and with end-stage renal disease. Pediatr Res 1995；37：86-93.

5) Tönshoff B, et al：Reduced concentration of serum growth hormone(GH)-binding protein in children with chronic renal failure: correlation with GH insensitivity. The European Study Group for Nutritional Treatment of Chronic Renal Failure in Childhood. The German Study Group for Growth Hormone Treatment in Chronic Renal Failure. J Clin Endocrinol Metab 1997；82：1007-1013.

6) Wiezel D, et al：Impaired renal growth hormone JAK/STAT5 signaling in chronic kidney disease. Nephrol Dial Transplant 2014；29：791-799.

7) Schaefer F, et al：Pubertal growth in chronic renal failure. Pediatr Res 1990；28：5-10.

8) Tainio J, et al：Pubertal development is normal in adolescents after renal transplantation in childhood. Transplantation 2011；92：404-409.

9) Förster J, et al：Pubertal development in pediatric kidney transplant patients receiving mammalian target of rapamycin inhibitors or conventional immunosuppression. Transplantation 2016；100：2461-2470.

10) Franke D, et al：Growth and maturation improvement in children on renal replacement therapy over the past 20 years. Pediatr Nephrol 2013；28：2043-2051.

Q2 思春期・青年期ESKD患者の成長障害を把握するために何をすべきですか？

最終身長に達していないESKD患者に対しては，6カ月に1回は身長を測定して成長曲線と成長率曲線をプロットし，経時変化を評価する。また，1年に1回は骨年齢を測定することが望ましい。

◆ 解 説

　低身長とは，同性・同年齢の標準身長と比較して身長が−2.0 SD以下または3パーセンタイル以下と定義することが一般的である。これに加え，身長増加率の低下は成長速度が2年以上にわたって標準値の−1.5 SD以下であることとされる[1]。小児ESKD患者では思春期開始および骨端線閉鎖時期が遅れる場合があり，成長パターンの把握が重要である。このため，ワンポイントの身長のみで成長障害を判断することは困難である。

　成長障害の診断には男女別に作成された「横断的標準身長・体重曲線（2000年度SD表示）」[2, 3]を用いて経時的な身長をプロットし，成長曲線を作成する。成長率の変化については標準曲線と比較することで大まかに把握できるが，正確な判定には日本小児内分泌学会のウェブサイトから入手できる成長曲線描画ファイル[4]を利用する。

　思春期・青年期ESKD患者では，身長が同性・同年齢の健常児の身長に対して−2.0 SD以内であることを管理目標とする。「思春期・青年期の患者のためのCKD診療ガイド」[5]では，成長期のCKD患者では少なくとも1年に1回の身長測定が推奨され，1年に1回の骨年齢測定が望ましいとしている。一方，「KDIGO clinical practice guideline for the care of kidney transplant recipients」では，小児腎移植レシピエントは最終身長に至るまで6カ月ごとの成長評価が推奨されている[6]。思春期・青年期ESKD患者の成長障害は保存期の患者よりも重度であり[7, 8]，身長測定の不正確性も加味すると身長の記録頻度は少なくとも6カ月ごとに行うことが望ましい。

文献

1) 濱島 崇：第7章 内分泌疾患患者にみられる所見，主要症候から診断へのアプローチ，A低身長. 日本小児内分泌学会（編）：小児内分泌学 改訂第3版，診断と治療社，東京，2022：71-72.

2) 2000年度乳幼児身体発育調査・学校保健統計調査：横断的標準身長・体重曲線（0−18歳）男子（SD表示）http://jspe.umin.jp/medical/files_chart/CGC_boy0-18_jpn.pdf（2022.12.16アクセス）

3) 2000年度乳幼児身体発育調査・学校保健統計調査：横断的標準身長・体重曲線（0−18歳）女子（SD表示）http://jspe.umin.jp/medical/files_chart/CGC_girl0-18_jpn.pdf（2022.12.16アクセス）

4) 日本小児内分泌学会：成長評価用チャート・体格指数計算ファイル ダウンロードサイト http://jspe.umin.jp/medical/chart_dl.html（2022.12.16アクセス）

5) 日本腎臓学会・日本小児腎臓病学会（監），厚生労働省難治性疾患克服研究事業難治性腎疾患に関する調査研究班（編）：思春期・青年期の患者のためのCKD診療ガイド，東京医学社，東京，2016.

6) Kidney Disease: Improving Global Outcomes（KDIGO）Transplant Work Group：KDIGO clinical practice guideline for the care of kidney transplant recipients. Am J Transplant 2009；9 Suppl 3：S1-155.

7) North American Pediatric Renal Trials and Collaborative Studies 2008 Annual Report：renal transplantation, dialysis, and chronic renal insufficiency. https://www.naprtcs.org/system/files/2008_Annual_CKD_Report.pdf（2022.12.16アクセス）

8) Ishikura K, et al：Pre-dialysis chronic kidney disease in children: results of a nationwide survey in Japan. Nephrol Dial Transplant 2013；28：2345-2355.

Q3 思春期・青年期ESKD患者の成長障害に対しどのような介入をすべきですか？

思春期・青年期ESKD患者の成長障害に対しては，骨・ミネラル代謝異常，酸塩基平衡異常，貧血，成長ホルモンを含む内分泌異常を適切に管理する。骨端線未閉鎖の透析患者には，腎移植で成長障害の改善が期待できる。骨端線未閉鎖で成長障害を伴う透析患者には，遺伝子組換えヒト成長ホルモン（rHuGH）治療を推奨する。骨端線未閉鎖で成長障害を伴う腎移植患者には，可能な限り副腎皮質ステロイドの減量を行う。改善のみられない成長障害についてはrHuGHを検討するが，悪性腫瘍の発生に関する危惧について十分な説明が必要である。

◆ 解説

小児ESKD患者の最終身長に影響を与える因子として，腎代替療法開始年齢の高さ，移植腎が機能している期間の累積割合，腎代替療法開始時の身長SDスコアが報告されている[1]。一方，ESKDに関連したほかの病態（骨・ミネラル代謝異常，酸塩基平衡異常，貧血）が成長障害に与える影響も示唆されているが，直接的な関連が示されたものは少ない。腎機能が正常で代謝性アシドーシスをきたす疾患では成長障害が起こり，代謝性アシドーシスの是正によって改善することが知られ[2]，CKDに伴う重度の代謝性アシドーシスの患者では身長SDスコアが低いと報告されている[3]。成長速度の低下はCKD-MBDの臨床徴候と考えられているが[4]，CKD患者の身長とPTH値およびビタミンD値との直接の関係は明らかにされていない。貧血については，CKD診断時から透析導入までの成長率の改善にCKD診断時のHb値と赤血球造血刺激因子製剤の使用が関連するという報告がある[5]。このように酸塩基平衡異常，骨・ミネラル代謝異常，貧血は成長障害に間接的にかかわると考えられ，これらの異常について適切に治療を行う。

腎移植は腎機能に加えCKD合併症についても改善が得られるため，思春期ESKD患者においても成長障害の軽減が期待できる。腎移植後の成長キャッチアップについては6歳未満の腎移植例や思春期前の腎移植例に限定され，思春期に達した患者では不十分である

可能性が指摘されている[6, 7]。一方，小児期に腎代替療法を行った患者の最終身長をアウトカムとした研究では，移植腎が機能している期間の累積割合が影響することが示されており[1]，透析期間中には身長SDスコアが経時的に低下することからも腎移植は透析に比べ最終身長の改善が期待できる。腎移植後の成長に影響を与える因子には腎移植前の成長障害，腎移植年齢，グラフト機能，副腎皮質ステロイドへの曝露があげられる[7]。副腎皮質ステロイドの投与を最小化するプロトコルの成長効果に関する5つのRCTのメタアナリシスで，副腎皮質ステロイド回避群はSDスコアの改善がみられたと報告されている[8]。また，「腎移植後内科・小児科系合併症の診療ガイドライン2011」[9]でも移植腎機能保持に努めることに加え，副腎皮質ステロイドの投与量にプレドニゾロン隔日0.5 mg/kgを示し，思春期にはさらに減量，可能であれば中止が望ましいとしている。

骨端線未閉鎖の思春期ESKD患者の成長障害に対して，rHuGHによる治療は成長障害の改善が期待できる。コクランレビューは小児CKDに対するrHuGH治療のRCTを集積し，思春期や腎代替療法の有無や種類にかかわらずrHuGH治療群は未治療群と比べて成長率を増加させると結論づけている[10]。透析患者では尿毒症の進行により成長ホルモン不応性が高く，保存期CKD患者に比べてrHuGHに対する反応が低下するが，

未治療群と比べると骨形成率が増加し，身長を伸ばす効果がみられる[11, 12]。同様に思春期後期のrHuGH治療についても思春期前に比べ効果が劣るものの，多くの報告で成長キャッチアップを認めている[13～15]。これらの結果から，成長障害を伴うESKD患者には骨端線閉鎖まで積極的なrHuGH治療を推奨する。現在，わが国では，骨端線未閉鎖の小児CKD患者における成長障害（骨年齢：男子17歳未満，女子15歳未満，身長−2.0 SD以下または成長率が2年連続で−1.5 SD以下，eGFR 75 mL/分/1.73 m^{2}未満）に対してrHuGH治療が保険適用となっている。

　腎移植後の患者においては，移植腎機能低下に伴い成長障害がみられる。腎移植後にrHuGH治療を行ったRCTのメタアナリシスでは，治療開始後1年間の成長速度が対照群より高く，平均身長SDスコアの差は0.68であった[16]。腎移植後の骨端線未閉鎖で成長障害をきたした患者については，まず副腎皮質ステロイドの減量・中止を試みるが，拒絶反応のため減量できない患者や減量後も成長障害に改善がない腎機能の低下している患者についてはrHuGH治療を検討してもよい。しかし，免疫抑制薬使用下でのrHuGH治療による悪性腫瘍合併リスクの増大については結論がでていない。このため，実施には患者・家族への十分な説明と同意を得る必要がある。

文献

1）Harambat J, et al：Adult height in patients with advanced CKD requiring renal replacement therapy during childhood. Clin J Am Soc Nephrol 2014；9：92-99.

2）Alexander RT, et al：Renal tubular acidosis. Pediatr Clin North Am 2019；66：135-157.

3）Rodig NM, et al：Growth in children with chronic kidney disease: a report from the Chronic Kidney Disease in Children Study. Pediatr Nephrol 2014；29：1987-1995.

4）Kidney Disease: Improving Global Outcomes (KDIGO) CKD-MBD Work Group：KDIGO clinical practice guideline for the diagnosis, evaluation, prevention, and treatment of Chronic Kidney Disease-Mineral and Bone Disorder (CKD-MBD). Kidney Int Suppl 2009；113：S1-130.

5）Boehm M, et al：Early erythropoietin therapy is associated with improved growth in children with chronic kidney disease. Pediatr Nephrol 2007；22：1189-1193.

6）Nissel R, et al：Effect of renal transplantation in childhood on longitudinal growth and adult height. Kidney Int 2004；66：792-800.

7）Harambat J, et al：Growth after renal transplantation. Pediatr Nephrol 2009；24：1297-1306.

8）Zhang H, et al：Steroid avoidance or withdrawal regimens in paediatric kidney transplantation: A Meta-Analysis of Randomised Controlled Trials. PLoS One 2016；11：e0146523.

9）日本臨床腎移植学会ガイドライン作成委員会（編）：腎移植後内科・小児科系合併症の診療ガイドライン2011，日本医学館，東京，2011.

10）Hodson EM, et al：Growth hormone for children with chronic kidney disease. Cochrane Database Syst Rev 2012；2012(2)：CD003264.

11）Haffner D, et al：Factors predictive of the short- and long-term efficacy of growth hormone treatment in prepubertal children with chronic renal failure. The German Study Group for Growth Hormone Treatment in Chronic Renal Failure. J Am Soc Nephrol 1998；9：1899-1907.

12）Wühl E, et al：Short dialyzed children respond less to growth hormone than patients prior to dialysis. German Study Group for Growth Hormone Treatment in Chronic Renal Failure. Pediatr Nephrol 1996；10：294-298.

13）Seikaly MG, et al：Use of rhGH in children with chronic kidney disease: lessons from NAPRTCS. Pediatr Nephrol 2007；22：1195-1204.

14）Nissel R, et al：Factors predicting the near-final height in growth hormone-treated children and adolescents with chronic kidney disease. J Clin Endocrinol Metab 2008；93：1359-1365.

15）Haffner D, et al：Effect of growth hormone treatment on the adult height of children with chronic renal failure. German Study Group for Growth Hormone Treatment in Chronic Renal Failure. N Engl J Med 2000；343：923-930.

16）Wu Y, et al：Growth hormone improves growth in pediatric renal transplant recipients-a systemic review and meta analysis of randomized controlled trials. Pediatr Nephrol 2013；28：129-133.

Q4 腎性貧血を伴う思春期・青年期ESKD患者の赤血球造血刺激因子製剤（erythropoiesis stimulating agent：ESA）を用いた治療目標Hb値はどれくらいですか？

腎性貧血を伴う思春期・青年期ESKD患者において，ESA治療による腎性貧血治療の維持すべき目標Hb値は11 g/dL以上とする。ただし，ESA治療抵抗性の患者にはESAの増量のみで対応すべきではなく，併存する貧血の原因に対する十分な対策が必要である。

◆ 解 説

思春期・青年期を含めた透析患者の腎性貧血は，QOLの低下，左室肥大，入院期間の延長，生命予後不良との関連が報告されている[1, 2]。腎性貧血に対するESA治療は貧血を改善させ上記アウトカムを改善する効果が期待できる。ESA治療による目標Hb値に関しては，Hb値11 g/dL未満の患者で左室肥大，死亡，入院期間延長のリスクが高くなることが報告されている[1, 3]。

「KDIGO Clinical Practice Guideline for Anemia in Chronic Kidney Disease」では，成人領域の大規模なRCTで示された重篤な心血管イベントのリスクが増加するという結果[4, 5]を背景に，目標Hb値に上限値を設け，成人目標Hb値10～11.5 g/dL，小児目標Hb値11～12 g/dLとすることが提唱された[6]。しかし，これらのRCTの対象者には思春期・青年期の患者が少ない。また，動脈硬化や心血管疾患の頻度が低い思春期・青年期の患者に直接外挿することには異論があるため，本項では目標Hb値の下限を11 g/dLとし，上限は設けない。

近年，小児の腹膜透析患者の貧血について重要な知見が報告された。国際小児腹膜透析ネットワーク（IPPN）による解析ではHb値11g/dL未満の場合に死亡リスクが高いことが示され，Hb低値は副甲状腺機能亢進症，乏尿，低アルブミン血症，高血圧，左室肥大と相関し，ESAの投与量は逆相関するという結果が得られた[2]。思春期・青年期の透析患者でみられる貧血に対しては，ESAの増量のみで対応するのではなく，併存する貧血の増悪因子，特に副甲状腺機能亢進症と

体液過剰について十分に対応することが重要である。

近年，腎移植後の貧血（post transplant anemia：PTA）については免疫抑制薬の強化に伴い増加が報告され，小児腎移植患者においても同様である[6]。最大の原因はグラフト機能の低下による腎性貧血であるが，免疫抑制薬やRA系阻害薬などの薬剤，尿路感染症およびさまざまなウイルス感染，鉄欠乏をはじめとする栄養障害などの関与も報告されている[7]。これまでに小児・成人を含めて腎移植後の貧血に対する明確な目標Hb値を示したものはなく，現時点ではCKDに準じたHb値11g/dLを治療目標の下限値とする。

文献

1) Amaral S, et al：Association of mortality and hospitalization with achievement of adult hemoglobin targets in adolescents maintained on hemodialysis. J Am Soc Nephrol 2006；17：2878-2885.

2) Borzych-Duzalka D, et al：Management of anemia in children receiving chronic peritoneal dialysis. J Am Soc Nephrol 2013；24：665-676.

3) Mitsnefes MM, et al：Severe left ventricular hypertrophy in pediatric dialysis: prevalence and predictors. Pediatr Nephrol 2000；14：898-902.

4) Singh AK, et al：Correction of anemia with epoetin alfa in chronic kidney disease. N Engl J Med 2006；355：2085-2098.

5) Phrommintikul A, et al：Mortality and target haemoglobin concentrations in anaemic patients with chronic kidney disease treated with erythropoietin: a meta-analysis. Lancet 2007；369：381-388.

6) Mitsnefes MM, et al：Increasing incidence of post-kidney transplant anemia in children. Am J Transplant 2005；5：1713-1718.

7) Bamgbola OF：Spectrum of anemia after kidney transplantation: pathophysiology and therapeutic implications. Clin Transplant 2016；30：1185-1194.

Q5 思春期・青年期ESKD患者のCKD-MBDの管理目標は？

血清Ca，P値は年齢相当の正常範囲内に維持することが望ましい。思春期・青年期の透析患者の血清PTH値は正常上限の1.5〜4.5倍程度（intact PTH 100〜300 pg/mL）で管理することが望ましい。思春期・青年期の慢性期腎移植患者の血清PTH値は腎機能に応じてCKDステージG 2，3では正常範囲，CKDステージG 4は正常上限値の1.5倍程度（intact PTH 100 pg/mL），CKDステージG 5，5Dは正常上限値の1.5〜4.5倍程度（intact PTH 100〜300 pg/mL）で管理することが望ましい。

◆ 解 説

CKD-MBDは，①血清Ca，P，PTH値，血中ビタミンD値の異常，②骨の異常，③血管や軟部組織の石灰化から構成される病態である[1]。成人では，血管や軟部組織の石灰化は心血管疾患（cardiovascular disease：CVD）イベントや死亡につながるが，小児においても動脈硬化や左室負荷に影響する報告がある[2〜4]。これに加え，最終身長に達していない患者では成長障害および骨の変形をきたす可能性があり，思春期・青年期ESKD患者においても適切な管理が望ましい。

小児ESKDの血清Ca，P値の具体的な管理目標についてエビデンスレベルの高い研究・報告，特に思春期・青年期の患者に限定したものは乏しい。このため，管理目標に関しては小児について言及している国内外のガイドラインを参考にし[1, 5, 6]，年齢相当の正常範

表 血清P，Ca濃度の年齢別正常値

文献7より引用

年齢	血清P（mg/dL）	血清Ca（mg/dL）	年齢	血清P（mg/dL）	血清Ca（mg/dL）
0〜1カ月	5.00〜7.70	9.00〜11.02	5歳	3.90〜5.80	8.74〜10.24
1〜2カ月	4.80〜7.50	9.00〜11.01	6歳	3.90〜5.80	8.73〜10.23
2〜3カ月	4.60〜7.30	8.99〜11.00	7歳	3.90〜5.80	8.73〜10.20
3〜4カ月	4.48〜7.10	8.98〜10.99	8歳	3.85〜5.80	8.73〜10.18
4〜5カ月	4.38〜6.95	8.98〜10.98	9歳	3.80〜5.80	8.73〜10.14
5〜6カ月	4.27〜6.80	8.98〜10.97	10歳	3.75〜5.80	8.73〜10.13
6〜7カ月	4.18〜6.70	8.98〜10.97	11歳	3.70〜5.80	8.72〜10.10
7〜8カ月	4.10〜6.63	8.97〜10.95	12歳	3.60〜5.80	8.72〜10.08
8〜9カ月	4.01〜6.58	8.95〜10.93	13歳	3.50〜5.80	8.72〜10.05
9〜10カ月	3.95〜6.50	8.93〜10.90	14歳	3.33〜5.70	8.72〜10.05
10〜11カ月	3.90〜6.41	8.91〜10.89	15歳	3.20〜5.50	8.72〜10.03
11〜12カ月	3.90〜6.40	8.87〜10.84	16歳	3.08〜5.30	8.72〜10.03
1歳	3.86〜6.23	8.81〜10.64	17歳	2.90〜5.10	8.72〜10.03
2歳	3.80〜6.00	8.79〜10.45	18歳	2.80〜4.90	8.70〜10.03
3歳	3.80〜5.90	8.77〜10.32	19歳	2.80〜4.80	8.70〜10.03
4歳	3.85〜5.80	8.75〜10.28	20歳	2.80〜4.70	8.70〜10.03

囲内とした。血清Ca, P値の管理について年齢別正常値を表に示す[7]。

　小児透析患者の目標PTH値についてはガイドライン間で一致していない。2017年のKDIGOガイドラインでは，正常上限値の2～9倍(iPTH 120～540 pg/mL)での管理が推奨されている[1, 8]。このレベルに管理された患者では骨回転が正常に保たれていると報告されている[9]。しかし，より低いPTH値でも高回転骨病変が起こるという反論もあり[10]，欧州小児透析ワーキンググループからは血清PTH値を正常上限の2～3倍(iPTH 120～180 pg/mL)とすることが提案されている[11]。国際小児腹膜透析ネットワークからは，血清PTH値が300 pg/mL以上で臨床症状もしくは放射線学的な骨病変が増加し，血清PTH値が100 pg/mL未満の場合には低回転骨が多いと報告されており[12]，わが国のガイドラインもこれを根拠に100～300 pg/mLでの管理を推奨している[5, 6]。

　成人腎移植患者では，CKD-MBDの早期マーカーであるFGF23値は移植片機能不全と全死亡に関連することが報告されている[13, 14]。小児腎移植患者においてもFGF23値と慢性移植片障害との関連が報告されている[15]。腎移植患者についても移植腎機能低下に伴うCKD-MBDの管理を固有腎同様に行う必要があるため，その管理は保存期CKDに準じたものとする[6]。

文献

1) Kidney Disease: Improving Global Outcomes(KDIGO)CKD-MBD Work Group：KDIGO clinical practice guideline for the diagnosis, evaluation, prevention, and treatment of Chronic Kidney Disease-Mineral and Bone Disorder(CKD-MBD). Kidney Int Suppl 2009；113：S1-130.

2) Patange AR, et al：Vitamin D deficiency and arterial wall stiffness in children with chronic kidney disease. Pediatr Cardiol 2012；33：122-128.

3) Cetin N, et al：Serum albumin and von Willebrand factor: possible markers for early detection of vascular damage in children undergoing peritoneal dialysis. Clin Invest Med 2016；39：E111-119.

4) Mencarelli F, et al：Left ventricular mass and cardiac function in a population of children with chronic kidney disease. Pediatr Nephrol 2014；29：893-900.

5) 日本腎臓学会(編)：エビデンスに基づくCKD診療ガイドライン2018, 東京医学社, 東京, 2018.

6) 日本透析医学会：慢性腎臓病に伴う骨・ミネラル代謝異常の診療ガイドライン. 日透析医学会誌 2012；45：301-356.

7) 田中敏章, 他：潜在基準値抽出法による小児臨床検査基準範囲の設定. 日小児会誌 2008；112：1117-1132.

8) Ketteler M, et al：Executive summary of the 2017 KDIGO Chronic Kidney Disease-Mineral and Bone Disorder(CKD-MBD)Guideline Update: what's changed and why it matters. Kidney Int 2017；92：26-36.

9) Wesseling-Perry K, et al：Calcitriol and doxercalciferol are equivalent in controlling bone turnover, suppressing para-thyroid hormone, and increasing fibroblast growth factor-23 in secondary hyperparathyroidism. Kidney Int 2011；79：112-119.

10) Waller S, et al：Bone histomorphometry in children prior to commencing renal replacement therapy. Pediatr Nephrol 2008；23：1523-1529.

11) Klaus G, et al：Prevention and treatment of renal osteodys-trophy in children on chronic renal failure: European guidelines. Pediatr Nephrol 2006；21：151-159.

12) Borzych D, et al：The bone and mineral disorder of children undergoing chronic peritoneal dialysis. Kidney Int 2010；78：1295-1304.

13) Baia LC, et al：Fibroblast growth factor 23 and cardiovas-cular mortality after kidney transplantation. Clin J Am Soc Nephrol 2013；8：1968-1978.

14) Wolf M, et al：Elevated fibroblast growth factor 23 is a risk factor for kidney transplant loss and mortality. J Am Soc Nephrol 2011；22：956-966.

15) Seifert ME, et al：Fibroblast growth factor-23 and chronic allograft injury in pediatric renal transplant recipients: a Midwest Pediatric Nephrology Consortium study. Pediatr Transplant 2016；20：378-387.

Q6 思春期・青年期 ESKD 患者の高血圧管理目標は？

思春期・青年期の透析患者の血圧管理は，透析中に低血圧を起こさず，溢水および心血管疾患（cardiovascular disease：CVD）の代替アウトカムを増悪させないことを目標に管理する。思春期・青年期の腎移植患者で蛋白尿を伴う場合は 130/80 mmHg，蛋白尿を伴わない場合は 140/90 mmHg を超えないように管理することが望ましい。

◆ 解 説

CVD は CKD 患者の主たる死亡原因となり，小児・思春期・青年期 ESKD 患者においても主たる死亡原因となることが大規模コホートで報告されている[1, 2]。また，小児透析患者のみでなく腎移植患者においても同様の報告がある[3]。小児・思春期・青年期では CVD イベントの発症率が低いため，代替アウトカム（左室肥大，左室心筋重量，拡張障害，頸動脈石灰化，動脈硬化）を用いた評価がなされ，透析患者を含む CKD 患者ではこれらのパラメーターが悪化している[4～6]。さらに，思春期・青年期 ESKD 患者では冠動脈石灰化について多数の報告があるため[7]，思春期・青年期 ESKD 患者においても CVD の危険因子に対する治療介入を要する。

高血圧は小児透析患者においてもっとも古典的な CVD の危険因子であり[8, 9]，左室肥大，左室心筋重量をはじめとする CVD 代替アウトカムとの関連が報告されている[10, 11]。このため，思春期・青年期 ESKD 患者においてもドライウェイトと水分摂取量の管理，ナトリウム摂取量，降圧薬，および透析の最適化など，積極的な血圧管理が必要である。

透析患者の血圧管理目標についてはコンセンサスが得られていない。透析患者は体液調整能が著しく障害されており，透析による体液バランスの変化が大きく，透析前後の血圧および 24 時間血圧計の使用（ABPM）による平均動脈圧を採用するかなど，根本的な議論が行われている。また，血液透析，腹膜透析ともに成人患者での過剰降圧による死亡率増加のエビデンスが蓄積

されており[12, 13]，日本高血圧学会による高血圧治療ガイドライン 2019 では降圧の数値目標設定は困難と結論づけている[14]。さらに，KDIGO による 2021 年ガイドラインでも透析患者の降圧目標については明言されていない[15]。一方，透析医学会による「腹膜透析ガイドライン 2019」[16]では一般集団および CKD での降圧効果に準じ収縮期血圧 140 mmHg，拡張期血圧 90 mmHg を目標としているが，透析患者での十分な根拠は提示されていない。さらに思春期・青年期の透析患者に限定したエビデンスはなく，降圧目標を設定することは困難と考える。透析中に血圧低下を起こさず，溢水および CVD の代替アウトカムの増悪をきたさないことを目標にそれぞれの患者で判断することが妥当とした。

腎移植患者における降圧目標のエビデンスは乏しい。KDIGO による 2021 年ガイドラインでは，腎機能に応じて CKD 患者と同様の降圧目標を推奨している[15]。わが国の「思春期・青年期の患者のための CKD 診療ガイド」[17]では，同年代に限定したエビデンスは乏しいものの，成人 CKD 患者と同じ降圧目標を採用している。これをもとに本ガイドでも，思春期・青年期腎移植患者の降圧目標として，蛋白尿を伴う場合は 130/80 mmHg，伴わない場合は 140/90 mmHg 以下を目標とする血圧管理を推奨する。

文献

1) Weaver DJ Jr, et al：Clinical outcomes and survival in pedi-

atric patients initiating chronic dialysis: a report of the NAPRTCS registry. Pediatr Nephrol 2017；32：2319-2330.

2) Chesnaye NC, et al：Mortality risk in European children with end-stage renal disease on dialysis. Kidney Int 2016；89：1355-1362.

3) McDonald SP, et al：Long-term survival of children with end-stage renal disease. N Engl J Med 2004；350：2654-2662.

4) Scavarda VT, et al：Children with chronic renal disease undergoing dialysis or conservative treatment–differences in structural and functional echocardiographic parameters. Echocardiography 2014；31：1131-1137.

5) Sozeri B, et al：When does the cardiovascular disease appear in patients with chronic kidney disease? Pediatr Cardiol 2010；31：821-828.

6) Bakiler AR, et al：Evaluation of aortic stiffness in children with chronic renal failure. Pediatr Nephrol 2007；22：1911-1919.

7) Goodman WG, et al：Coronary-artery calcification in young adults with end-stage renal disease who are undergoing dialysis. N Engl J Med 2000；342：1478-1483.

8) Kramer AM, et al：Demographics of blood pressure and hypertension in children on renal replacement therapy in Europe. Kidney Int 2011；80：1092-1098.

9) Halbach SM, et al：Predictors of blood pressure and its control in pediatric patients receiving dialysis. J Pediatr 2012；160：621-625, e1.

10) Chinali M, et al：Advanced Parameters of Cardiac Mechanics in Children with CKD: The 4C Study. Clin J Am Soc Nephrol 2015；10：1357-1363.

11) Paoletti E, et al：Associations of left ventricular hypertrophy and geometry with adverse outcomes in patients with CKD and Hypertension. Clin J Am Soc Nephrol 2016；11：271-279.

12) Bansal N, et al：Blood pressure and risk of cardiovascular events in patients on chronic hemodialysis: The CRIC Study（Chronic Renal Insufficiency Cohort）. Hypertension 2017；70：435-443.

13) Goldfarb-Rumyantzev AS, et al：The association between BP and mortality in patients on chronic peritoneal dialysis. Nephrol Dial Transplant 2005；20：1693-1701.

14) Umemura S, et al：The Japanese Society of Hypertension Guidelines for the Management of Hypertension（JSH 2019）. Hypertens Res 2019；42：1235-1481.

15) Kidney Disease: Improving Global Outcomes Blood Pressure Work Group：KDIGO 2021 Clinical Practice Guideline for the Management of Blood Pressure in Chronic Kidney Disease. Kidney Int 2021；99：S1-S87.

16) 腹膜透析ガイドライン改訂ワーキンググループ（編）：腹膜透析ガイドライン2019, 医学図書出版, 東京, 2019.

17) 日本腎臓学会, 日本小児腎臓病学会（監）, 厚生労働省難治性疾患克服研究事業難治性腎疾患に関する調査研究班（編）：思春期・青年期の患者のためのCKD診療ガイド, 東京医学社, 東京, 2016.

Q7 思春期・青年期ESKD患者で留意すべき悪性腫瘍は？

小児腎移植後の悪性腫瘍としてリンパ増殖性疾患（post-transplant lymphoproliferative disorders：PTLD）の頻度が高く，移植後数年での発症が多い。移植後10年以上経過すると泌尿器系をはじめとするさまざまな悪性腫瘍が発生することがある。小児期発症のESKD患者では基礎疾患により特徴的な悪性腫瘍を発生しやすいことがある。

◆ 解 説

小児腎移植後の悪性腫瘍は生命予後に影響を及ぼす重大な合併症である。腎移植後に使用する免疫抑制薬により腫瘍免疫の抑制とウイルスの持続感染が悪性腫瘍の発症率を上げる機序と考えられている。腎移植後早期の発症は少ないが，10年：4〜7％，20年：13〜20％，30年：26〜41％と報告されている[1〜4]。北米小児腎共同研究（NAPRTCS）の報告では，12,189例の腎移植患者のうち311例（2.55％）が悪性腫瘍を発症し，そのうち262例（84.5％）がPTLDであり，固形悪性腫瘍のなかでは皮膚癌が最多であった[5]。発症時期に関しては二峰性であり，移植後6.6年でPTLD，14.8年でそれ以外の癌が発症しやすい[3]。わが国の報告ではPTLDが最多であったが，皮膚癌は少なく，泌尿器系の悪性腫瘍や肝炎ウイルスに伴う悪性腫瘍が多い[6]。皮膚癌が少ないのは人種差と環境要因が影響していると考えられる。また，腎移植前のEpstein-Barr virus（EBV）未感染レシピエントはPTLDの高リスクであり，発症に特に注意する必要がある。

なお，思春期・青年期の透析患者における悪性腫瘍については報告が乏しく，不明な点が多い。

小児期発症のESKD患者には悪性腫瘍の発生が多い基礎疾患を伴う患者がいる。

WT1遺伝子異常を背景とした症候群では，Denys-Drash症候群とWAGR症候群でWilms腫瘍の発生が多い。同じWT1異常症でもFrasier症候群の遺伝的男性では性腺芽腫の発生が知られており，思春期・青年期まで診断されていないことも多く注意が必要である[7]。停留精巣を伴うPrune belly症候群では未治療の精巣から精巣癌が発生する可能性がある[8]。また，CAKUTを伴うことのある症候群においても悪性腫瘍を発生しやすいものがあり，代表的なものではDown症候群（21トリソミー）での急性白血病やKabuki症候群での髄芽腫，急性白血病などが知られている[9, 10]。結節性硬化症は多発する血管筋脂肪腫のためESKDに至ることもあるが，腎細胞癌も頻度が高い[11]。

文献

1) Koukourgianni F, et al：Malignancy incidence after renal transplantation in children: a 20-year single-centre experience. Nephrol Dial Transplant 2010；25：611-616.
2) Ploos van Amstel S, et al：Long-term risk of cancer in survivors of pediatric ESRD. Clin J Am Soc Nephrol 2015；10：2198-2204.
3) Francis A, et al：Incidence and predictors of cancer following kidney transplantation in childhood. Am J Transplant 2017；17：2650-2658.
4) Serrano OK, et al：Post-transplant malignancy after pediatric kidney transplantation: retrospective analysis of incidence and risk factors in 884 patients receiving transplants between 1963 and 2015 at the University of Minnesota. J Am Coll Surg 2017；225：181-193.
5) North American Pediatric Renal Trials and Collaborative Studies. In NAPRTCS 2014 Annual Transplant Report https://naprtcs.org/system/files/2014_Annual_Trans-

 附説 疾患解説 参照（p79）

plant_Report.pdf（2022.12.16 アクセス）

6) Aoki Y, et al：Incidence of malignancy after pediatric kidney transplantation: a single-center experience over the past three decades in Japan. Clin Exp Nephrol 2022；26：294-302.

7) Niaudet P, et al：WT1 and glomerular diseases. Pediatr Nephrol 2006；21：1653-1660.

8) Pomajzl AJ, et al：Prune belly syndrome. 2022 May 1. In: StatPearls [Internet]. Treasure Island（FL）: StatPearls Publishing；2022 Jan-. PMID：31334968.

9) Rabin KR, et al：Malignancy in children with trisomy 21. Oncologist 2009；14：164-173.

10) Karagianni P, et al：Recurrent giant cell fibroblastoma: Malignancy predisposition in Kabuki syndrome revisited. Am J Med Genet A 2016；170A：1333-1338.

11) Curatolo P, et al：Tuberous sclerosis. Lancet 2008；372：657-668.

Q8 小児期にESKDとなり下部尿路障害を伴う疾患は？

後部尿道弁，prune belly症候群，総排泄腔遺残・総排泄腔外反症，二分脊椎，Megacystis-microcolon-intestinal hypoperistalsis syndrome（MMIHS）などがある。

◆ 解 説

小児期に腎不全に至ることの多い下部尿路障害を伴う患者は，ESKDに至ったあとも臨床上の問題が続くことがある。また，腎移植後は有熱性尿路感染症（febrile urinary tract infection：fUTI）の増加や移植腎機能の予後が問題となる。CAKUTを原疾患とするESKD患者の腎移植後成績は糸球体性疾患と同等またはそれ以上の移植腎生着率が報告されている[1, 2]。下部尿路障害を伴う患者でも短期的には移植腎機能に影響はないとする報告も多いが，最近の報告によると後部尿道弁の患者では移植後10年以降に移植腎生存率が低下すると報告されており[3]，長期腎生存が可能となった現在では下部尿路機能の適切な評価，対応が必要不可欠である。下部尿路障害を伴う疾患には，後部尿道弁，Prune belly症候群，総排泄腔遺残・総排泄腔外反症，二分脊椎，MMIHSなどが含まれ，各疾患について概説する。（Prune belly症候群，MMIHSについては「附説 疾患解説」を参照）

1. 後部尿道弁

後部尿道の狭窄による排尿障害を主体とする。3,000〜8,000出生に1例の頻度で発症する。胎児エコーの普及により胎児から新生児期での診断が増加している。胎児エコーでのkeyhole sign，巨大膀胱，付随する水腎水尿管・低形成腎から診断される。重症例では羊水過少から無羊水となり，肺低形成から生存率低下につながるため，膀胱羊水腔シャントを試みることがある。生後はおもに経尿道的または経皮的な尿のドレナージを行い，経尿道的弁切開術が可能な体格になったのちに経尿道的弁切開術を行う。周産期に診断された場合は重症であり，肺低形成による死亡を免れたあとも腎機能障害のため小児期にESKDとなることがある。また，弁切開後も膀胱尿管逆流（vesicoureteral reflux：VUR），尿管膀胱移行部通過障害（ureterovesical junction obstruction：UVJO），括約筋過活動，低コンプライアンス膀胱が残存し，valve-bladder syndromeと呼ばれる。この場合は引き続き膀胱内圧測定や内科・外科的治療を要する。

軽症例では小児期から成人期にかけて診断されることがあり，日中尿失禁（約60％），尿路感染症（約40％），排尿痛（約10％），尿閉などの症状が契機となる。

2. 総排泄腔遺残・総排泄腔外反症

総排泄腔遺残は胎生9週ごろに分離するはずの尿路，性路，糞路が分離せず，総排泄腔（共通管）に開口し，会陰部には総排泄腔のみが開口する。共通管が長いほど重症となる。女児にのみ発生し，男児には発生しない。遺伝性ははっきりしておらず，ヒトでの原因遺伝子も同定されていない。

総排泄腔外反症は膀胱腸裂（vesicointestinal fissure）とも呼ばれ，脊髄奇形を伴った場合，OEIS複合（omphalocele（臍帯ヘルニア），bladder exstrophy（膀胱外反），imperforate anus（鎖肛），spinal defects（脊

 附説 疾患解説 参照（p79）

髄奇形)）と呼ばれている。下腹壁の形成不全により総排泄腔が外反する。中心部に外反した回盲部腸管があり，その両側に左右に分離した膀胱が外反して存在する。外反腸管の上部には回腸開口部があり，下部に大腸（後腸）開口部が存在する。臍帯ヘルニア，鎖肛を伴う重症奇形で，脊髄髄膜瘤の合併頻度も高い。男女ともに発生するが，外性器の形成不全を伴うために，外観による性の判別は困難な場合が多い。陰茎はあっても低形成または痕跡的で二分されている。

　両疾患とも頻度は数万〜数十万出生に1例とされる。生涯にわたり治療の必要な泌尿生殖器障害であり，半数以上は出生前に診断されるが，それ以外は特殊な会陰部の形態や臍帯ヘルニアから出生直後に診断される。生後から鎖肛の治療が行われ一定の効果は得られているが，泌尿生殖器治療に関しては一定の治療方針が示されていない。乳幼児期に尿路・腟の形成が行われる場合もあるが，腎機能障害の進行や思春期に達した際に形成した腟が萎縮するなどの問題が生じ，再度外科的介入を要することがある。特に，性路に関しては内性器の形成不全や外科治療後の不具合にもとづく思春期の月経血流出路障害，さらに妊娠・出産など多くの問題点が成人期に発生するため，包括的な対応を要する。

3. 二分脊椎
　脊柱管の一部が形成不全となり，脊髄馬尾神経が脊柱管外に出ることで神経の癒着や損傷が生じ，さまざまな神経障害が出現する疾患である。二分脊椎の主要な原因として葉酸摂取不足が知られるが，ほかにも母体の糖尿病，肥満，抗てんかん薬の服薬，妊娠前期の高熱発作，放射線被曝，ビタミンＡの過剰摂取，遺伝的素因も影響する。

　脊髄髄膜瘤および水頭症を伴う場合は新生児期に外科的介入を行う。年長になると，排便障害，排尿障害，下肢の神経症状に対処が必要となる。排便障害（おもに便失禁）に対しては浣腸・摘便・逆行性洗腸法，虫垂を腹壁へ吻合する順行性浣腸法などが行われる。排尿障害は，幼少期には二次性のVURから尿路感染症を反復することがあるため，抗菌薬予防内服や清潔間欠的自己導尿を行うが，年長ではむしろ尿失禁が問題となり，膀胱拡大術や尿失禁防止術の適応となることがある。膀胱機能については成長とともに変化し，繰り返し排尿時膀胱尿道造影や膀胱内圧測定での評価が必要である。下肢の神経症状に対しては，リハビリテーションに加え関節の矯正手術が適応になることもある。

文献

1) Monteverde ML, et al：Kidney transplantation in children with CAKUT and non-CAKUT causes of chronic kidney disease: Do they have the same outcomes? Pediatr Transplant 2020；24：e13763.

2) Cornwell LB, et al：Renal Transplants Due to Congenital Anomalies of the Kidney and Urinary Tract（CAKUT）Have Better Graft Survival Than Non-CAKUT Controls: Analysis of Over 10,000 Patients. Urology 2021；154：255-262.

3) McKay AM, et al：Long-term outcome of kidney transplantation in patients with congenital anomalies of the kidney and urinary tract. Pediatr Nephrol 2019；34：2409-2415.

Q9 思春期・青年期ESKD患者で留意すべき腎外合併症は？

小児ESKDの原因疾患でCAKUTはもっとも頻度が高く，約40%を占めている。CAKUTには他臓器の異常を伴わない腎尿路の単独異常であるnon syndromic CAKUTと複数の臓器異常を伴うsyndromic CAKUTがある。腎外合併症はさまざまであるが，腎不全治療に影響を与えることもあり，軽微な症状が潜んでいることを念頭において家族歴の聴取を含めた基本的な診療を行うことが重要である。

◆ 解 説

CAKUTは，腎外合併症を伴う症候群の一部として，あるいは家族歴のある患者にみられることがある。腎外合併症を伴うおもな症候群のなかで，単一遺伝子によるものが多数報告されている。*HNF1B*と*PAX2*の変異は，低形成腎において多く報告されている[1~3]。さらに，*HNF1B*，*PAX2*，*EYA1*，*SIX1*，*SALL1*，

表　CAKUTを合併するおもな症候群

文献5，6を参考に作成

症候群	原因遺伝子	腎外合併症
Renal cyst and diabetes症候群	*HNF1B*	MODY5，膵臓の低形成，無症候性肝酵素上昇，女性生殖器異常
Renal coloboma症候群	*PAX2*	コロボーマ
BOR（鰓耳腎）症候群	*EYA1*，*SIX1*	難聴，耳瘻孔，耳介異常
Townes-Brocks症候群	*SALL1*	難聴，先天性心疾患，鎖肛
CHARGE症候群	*CHD7*	コロボーマ，先天性心疾患，後鼻孔閉鎖，成長障害，精神運動発達遅滞，生殖器の低形成，耳介の変形と難聴，食道閉鎖
HDR症候群	*GATA3*	難聴，副甲状腺機能低下症，女性生殖器異常
Beckwith-Wiedemann症候群	*CDKN1C*，*IGF2*，*ICR1*，*H19*，*KCNQ1OT1*，*NSD1*	巨舌，心筋肥大，腸回転異常，停留精巣，低カルシウム血症
Alagille症候群	*JAG1*，*NOTCH2*	特異顔貌，蝶形椎，末梢性肺動脈狭窄，肝内胆汁うっ滞
Fraser症候群	*FRAS1*，*FREM2*，*GRIP1*	埋没眼球，合指症，性別不明の外性器，泌尿生殖器の奇形，口蓋裂，精神運動発達遅滞
Kabuki症候群	*KMT2D*，*KDM6A*	下眼瞼外側外反，弓状の眉，短い鼻中隔，脊柱側弯，椎体矢状裂，精神運動発達遅滞，低身長
Rubinstein-Taybi症候群	*CREBBP*	小頭，特異顔貌，斜視，屈折異常，幅広い母指・母趾，精神運動発達遅滞，低身長
Sotos症候群	*NSD1*	大頭，骨年齢促進を伴う過成長，精神運動発達遅滞
VACTERL連合	不明	脊椎異常，鎖肛，先天性心疾患，気管食道瘻，腎異常，四肢異常

 附説 疾患解説 参照（p79）

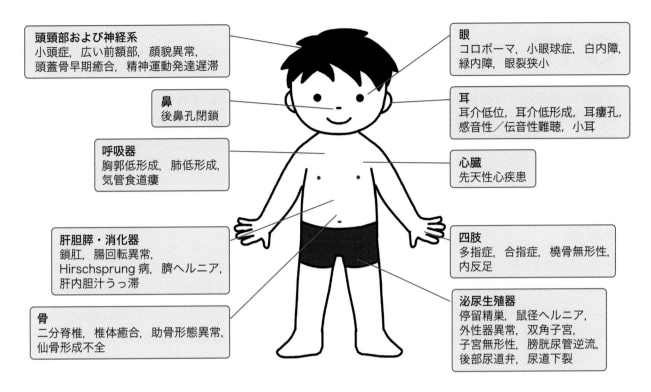

頭頸部および神経系
小頭症，広い前額部，顔貌異常，
頭蓋骨早期癒合，精神運動発達遅滞

鼻
後鼻孔閉鎖

呼吸器
胸郭低形成，肺低形成，
気管食道瘻

肝胆膵・消化器
鎖肛，腸回転異常，
Hirschsprung 病，臍ヘルニア，
肝内胆汁うっ滞

骨
二分脊椎，椎体癒合，肋骨形態異常，
仙骨形成不全

眼
コロボーマ，小眼球症，白内障，
緑内障，眼裂狭小

耳
耳介低位，耳介低形成，耳瘻孔，
感音性／伝音性難聴，小耳

心臓
先天性心疾患

四肢
多指症，合指症，橈骨無形性，
内反足

泌尿生殖器
停留精巣，鼠径ヘルニア，
外性器異常，双角子宮，
子宮無形性，膀胱尿管逆流，
後部尿道弁，尿道下裂

図 CAKUT の合併を想起すべき全身症状

CHD7 の変異は症候群を引き起こし，常染色体顕性（優性）遺伝のため，遺伝カウンセリングが推奨される[4, 5]（表）。また，染色体構造異常にも CAKUT を合併しやすいことが知られている。頻度の高い Down 症候群や 22q11.2 欠失症候群，比較的稀であるが 4p 欠失症候群などで CAKUT の合併がみられる。以上から，腎外合併症をもとに原因遺伝子，染色体異常を推測することはきわめて重要である。図に先天的な腎尿路異常の合併を想起すべき全身症状を示す[6]。これらの症状を多臓器にわたり認めた場合には，低形成・異形成腎などの先天的な腎形態異常を合併する症候群について鑑別が必要なため，腎臓超音波検査，尿検査および腎機能評価など，腎疾患合併の有無について精査することが望ましい。

CAKUT 以外では，ネフロン癆の患者のうち約 10〜20％に腎外合併症を伴うことが知られている。網膜色素変性症（Senior-Løken 症候群），小脳虫部の低形成（Joubert 症候群），性腺機能低下症（Bardet-Biedl 症候群）のように特徴的な腎外合併症から基礎疾患の診断に至る場合がある。

文献

1) Thomas R：HNF1B and PAX2 mutations are a common cause of renal hypodysplasia in the CKiD cohort. Pediatr Nephrol 2011；26：897-903.
2) Madariaga L, et al：Severe prenatal renal anomalies associated with mutations in HNF1B or PAX2 genes. Clin J Am Soc Nephrol 2013；8：1179-1187.
3) Hwang DY, et al：Mutations in 12 known dominant disease-causing genes clarify many congenital anomalies of the kidney and urinary tract. Kidney Int 2014；85：1429-1433.
4) Weber S, et al：Prevalence of mutations in renal developmental genes in children with renal hypodysplasia: results of the ESCAPE study. J Am Soc Nephrol 2006；17：2864-2870.
5) Vivante A, et al：Single-gene causes of congenital anomalies of the kidney and urinary tract（CAKUT）in humans. Pediatr Nephrol 2014；29：695-704.
6) 厚生労働科学研究費補助金 難治性疾患等克服研究事業（難治性疾患等政策研究事業（難治性疾患政策研究事業））「腎・泌尿器系の希少・難治性疾患群に関する診断基準・診療ガイドラインの確立」研究班（編）：低形成・異形成腎を中心とした先天性腎尿路異常（CAKUT）の腎機能障害進行抑制のためのガイドライン，診断と治療社，東京，2016.

Q10 思春期・青年期ESKD患者のQOLとメンタルヘルスは？

思春期・青年期の腎移植患者における身体面・精神面のQOLはいずれも一般人口と遜色ないが，透析患者においては身体面のQOLが低いと報告されている。一方，ESKD患者の約30〜60％がうつ状態にあると報告され，ノンアドヒアランスや入院・死亡との関連が指摘されている。

◆ 解 説

小児ESKD患者，特に透析患者は他の疾患の児に比べて身体面・精神面QOLのスコアが低いと報告されている[1]。これには成長障害を含むさまざまな合併症や薬剤による外見的な副作用が関与しているとされる。一方，小児期に腎代替療法を導入し，成人に至った患者を対象とした調査では，透析患者は身体面のQOLは一般人口より劣るものの，精神面のQOLは一般人口と同等かむしろ高いスコアが示された[2,3]。また，腎移植患者では身体面と精神面いずれのQOLも一般人口と遜色ないと報告されている[4,5]。わが国の小児期に腎代替療法を導入した思春期・若年成人45例（このうち42例が腎移植患者）を対象としたQOL調査（SF-36質問紙を使用）においても，身体面・精神面のQOLスコアは一般人口と同等であった（**図1**）[6]。腎機能は身体面のQOLスコア上昇に寄与し，就労は精神面のQOLスコア上昇に寄与した[6]。

一方，CKD患者におけるうつの割合は高い[7]。小児CKD患者の約7〜35％，成人CKD患者の約20〜40％がうつ状態にあると報告されている[8]。小児ESKD患者では約64％がうつ状態にあり，小児腎移植患者における割合も同等という報告もある[9]。わが国における上述の調査でも，13例（28.9％）がうつ状態（Beck Depression Inventory-Ⅱ（BDI-Ⅱ）質問紙で14点以上）にあった（**図2**）[6]。また，BDI-Ⅱスコアは身体面・精神面のQOLスコア低下と関連した[6]。腎移植患者にもうつが多い理由として，拒絶反応に対する心配や薬剤の副作用に関連したものがあげられる。うつはノンアドヒアランスに関連し[10]，入院や死亡とも関連する

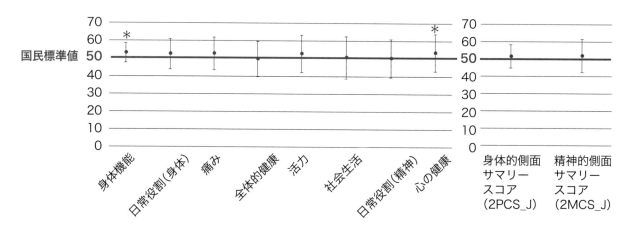

国民標準値

身体機能　日常役割（身体）　痛み　全体的健康　活力　社会生活　日常役割（精神）　心の健康

身体的側面サマリースコア（2PCS_J）　精神的側面サマリースコア（2MCS_J）

図1 わが国の小児期に腎代替療法を導入した思春期・青年期45例（このうち42例が腎移植患者）を対象としたQOL調査（SF-36）結果
身体面および精神面のQOLスコアは一般人口と同等であった。＊はz検定で有意差あり

文献6を翻訳して引用

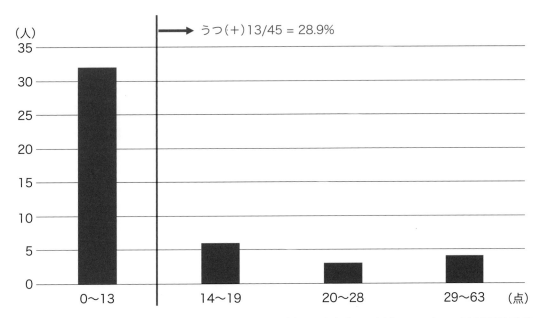

図2　わが国の小児期に腎代替療法を導入した思春期・青年期 45 例（このうち 42 例が腎移植患者）の Beck Depression Inventory - Ⅱ（BDI - Ⅱ）スコア
13 例（28.9%）がうつ状態（BDI - Ⅱ スコア ≧ 14）であった。

文献 6 を翻訳して引用

ことが知られており[11, 12]，小児・思春期・青年期においても重大な臨床的課題である。

文献

1) Tjaden LA, et al：Health-related quality of life in patients with pediatric onset of end-stage renal disease: state of the art and recommendations for clinical practice. Pediatr Nephrol 2016；31：1579-1591.

2) Groothoff JW, et al：Quality of life in adults with end-stage renal disease since childhood is only partially impaired. Nephrol Dial Transplant 2003；18：310-317.

3) Mekahli D, et al：Evaluation of quality of life by young adult survivors of severe chronic kidney disease in infancy. Pediatr Nephrol 2014；29：1387-1393.

4) Tjaden LA, et al：Long-term quality of life and social outcome of childhood end-stage renal disease. J Pediatr 2014；165：336-342.

5) Tozzi AE, et al：Quality of life in a cohort of patients diagnosed with renal failure in childhood and who received renal transplant. Pediatr Transplant 2012；16：840-845.

6) Miura K, et al：Depression and health-related quality of life in adolescents and young adults with childhood-onset end-stage kidney disease: a nationwide study in Japan. Clin Exp Nephrol, in press. doi：10.1007/s10157-023-02330-4

7) Palmer S, et al：Prevalence of depression in chronic kidney disease: Systematic review and meta-analysis of observational studies. Kidney Int 2013；84：179-191.

8) Kogon AJ, et al：Depression and neurocognitive dysfunction in pediatric and young adult chronic kidney disease. Pediatr Nephrol 2019；34：1575-1582.

9) Rodriguez Cuellar CI, et al：High depression rates among pediatric renal replacement therapy patients: A cross - sectional study. Pediatr Transplant 2019；23：e13591.

10) DiMatteo MR, et al：Depression is a risk factor for noncompliance with medical treatment：meta-analysis of the effects of anxiety and depression on patient adherence. Arch Intern Med 2000；160：2101-2107.

11) Hedayati SS, et al：Association between major depressive episodes in patients with chronic kidney disease and initiation of dialysis, hospitalization, or death. JAMA 2010；303：1946-1953.

12) Palmer SC, et al：Association between depression and death in people with CKD: a meta-analysis of cohort studies. Am J Kidney Dis 2013；62：493-505.

Q11 社会不適応状態(不登校など)にはどのように対応すればよいですか?

不登校を含む社会不適応状態では,疾患に対する誤解や偏見,合併する神経発達症,うつ状態などが背景となりうる。不登校の対応には,ソーシャルワーカーや訪問看護師などを通じて学校の担任やスクールカウンセラーと連携するなど,さまざまな医療資源・社会資源を活用する必要がある。

◆ 解説

1. 不登校の概況

文部科学省の定義によれば,不登校は「連続又は断続して30日以上欠席した児童生徒のうち,何らかの心理的,情緒的,身体的,あるいは社会的要因・背景により,児童生徒が登校しないかあるいはしたくともできない状況にある者(ただし,病気や経済的理由による者を除く)」である。2012年以降,不登校児童生徒数は増加傾向にあり,2020年度調査では小学生63,350人(100人に1人),中学生132,777人(24人に1人)であった[1]。不登校の要因としては,生活リズムの乱れや無気力など本人にかかわる状況が約60%を占めるが,友人・教職員との関係や学業不振などの学校にかかわる状況,親との関係や生活環境を含む家庭にかかわる状況も大きな要因となっている[1]。

2. 小児ESKD患者と不登校

小児ESKD患者でも,特に腎移植後ではほとんど制限のない学校生活を送ることができる。しかし,学校および社会生活のなかで慢性疾患への理解と受容が浸透していない現実がある。特に小児のESKDは希少疾患であり,疾患に対する誤解や偏見から差別を受けることもしばしばあり,不登校のきっかけになることがある。小児ESKD患者はしばしば神経発達症を合併するほか,保存期あるいは透析導入前後に長期の欠席を余儀なくされる場合もあり,友人関係や学業の問題などから不登校につながる可能性がある。また,思春期

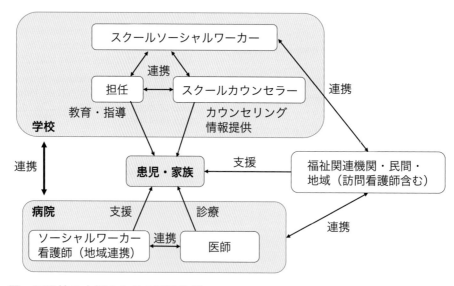

図　不登校の支援のための連携体制

以降のESKD患者ではうつ状態が約17〜64%にみられると報告されており[2〜4]，不登校の原因ともなり結果となりうる。このような状況はアドヒアランスの低下につながり，移植腎機能の低下や不十分な透析管理を招く可能性がある。

3. 不登校の評価と対応

不登校の背景として，上述した神経発達症やうつ状態のほか，不安障害，統合失調症の初期，あるいは起立性調節障害や過敏性腸症候群に起因する場合があり，まずこれらの鑑別と対応を行い，必要に応じて専門医に紹介する。

不登校の状態評価として，登校(保健室登校も含む)自体は可能なのか，外出は可能なのかなどから，7つの状態に区分されている[5]。無理をしないこと，変化がなくても現状維持を肯定的にとらえること，困ったことなどをどのように乗り越えたのかの成功体験を児童生徒や保護者から聞き出し，次のステップにつなげていくことが重要である[5]。

不登校の対応には多職種や関連機関との連携が不可欠である(図)。ソーシャルワーカーや訪問看護師などと連携し，学校と問題を共有し，必要に応じてほかの行政支援を活用する。決して主治医が一人で抱え込まず，さまざまな医療資源・社会資源を活用することが重要である。文部科学省ではスクールカウンセラーやスクールソーシャルワーカーを配置するための支援を行っている。スクールカウンセラー(臨床心理士など)はそれぞれの児童生徒へのカウンセリング，保護者や教員への助言を担当し，スクールソーシャルワーカー(社会福祉士など)は家庭環境への働きかけや福祉関連機関との連携・調整を行う。学校に向かうのがどうしても困難な児童生徒の場合には，教育支援センターやデイサービス，民間のフリースクールなどの施設も利用できる[6](図)。

文献

1) 文部科学省：令和2年度　児童生徒の問題行動・不登校等生徒指導上の諸課題に関する調査結果について　https://www.mext.go.jp/content/20211007-mxt_jidou01-100002753_1.pdf(2022.12.16アクセス)

2) Rodriguez Cuellar CI, et al：High depression rates among pediatric renal replacement therapy patients: A cross-sectional study. Pediatr Transplant 2019；23：e13591.

3) Dobbels F, et al：Health-related quality of life, treatment adherence, symptom experience and depression in adolescent renal transplant patients. Pediatr Transplant 2010；14：216-223.

4) Kärrfelt HM, et al：Long-term psychosocial outcome after renal transplantation during childhood. Pediatr Transplant 2008；12：557-562.

5) 村上佳津美，他：不登校ワーキンググループ：小児科医のための不登校診療ガイドライン．日本小児心身医学会(編)：小児心身医学会ガイドライン集―日常診療に活かす5つのガイドライン，改訂第2版，南江堂，東京，2015：87-116.

6) 文部科学省：「不登校児童生徒への支援の在り方について(通知)」令和元年10月25日　https://www.mext.go.jp/a_menu/shotou/seitoshidou/1422155.htm(2022.12.16アクセス)

第4章　思春期・青年期ESKD患者の診療で
　　　　　　問題となる患者・家族

Q1 成人診療科への転科が困難な患者・家族とは？

自己管理ができない患者や家族が過干渉な場合は，患者が自立してからでないと転科は困難である。また，syndromic CAKUT患者も転科が困難な一因となる。

◆ 解 説

小児期からCKDを管理してきた保護者は大変熱心であることが多く，一方の患者は受け身で生活しているため思春期に至っても自己管理に対する関心が希薄な傾向にある。転科は移行期医療の一部になるが，移行の介入でまず必要なことは「自分自身の健康に関する自己管理能力をつけること」であり，患者自身の自立支援がもっとも重要となる[1]。したがって，思春期のあいだに健康管理の責任を保護者から患者にシフトする必要がある[2]。自己管理ができていない状況での転科は，治療アドヒアランス不良につながる可能性が高くなるため，転科はすすめられない。

また，小児ESKD患者の原疾患としてもっとも頻度の高いCAKUTは，膀胱機能の異常などを合併するため尿路系の管理が必要となることが多い。腎移植後に泌尿器科医が管理できる施設であれば対応可能であるが，腎臓内科では経験が少ないこともあり，管理に難渋する。さらに，腎外合併症を伴うsyndromic CAKUT患者では，知的障害，発達障害の合併やてんかんなどの痙攣性疾患の合併も多くみられることから，これらの管理に慣れていない成人診療科への転科は困難になることが多い。

文献

1) 日本腎臓学会，日本小児腎臓病学会（監），厚生労働省難治性疾患克服研究事業難治性腎疾患に関する調査研究班（編）：思春期・青年期の患者のためのCKD診療ガイド，東京医学社，東京，2016.
2) McDonagh JE, et al：The challenges and opportunities for transitional care research．Pediatr Transplant 2010；14：688-700.

Q2 在宅腹膜透析が困難な患者・家族とは？

小児期は，家族または介護者のサポートが受けられないと在宅腹膜透析は困難である。思春期・青年期は，知的障害や発達障害を伴い自分で透析管理ができない場合に在宅腹膜透析が困難である。

◆ 解 説

一般に，腹膜透析は自宅で行われていることからQOLの向上を得られるという利点がある。しかし，小児期では，家族または介護者のサポートを受けられないと在宅腹膜透析は困難である。また，思春期・青年期になると，小児期には家族または介護者が行っていた在宅腹膜透析を患者自身で行う必要があり，知的障害や発達障害を伴い自分で透析管理ができない場合は在宅腹膜透析が困難となる。

医学的な要因としては，腹部の手術や感染症などによる癒着で腹膜透析が施行できない患者が存在する。また，腹膜透析は被嚢性腹膜硬化症などの合併症を避けるために期限付きで施行する透析法であるため，長期透析患者や腹膜機能に問題がある患者では在宅腹膜透析が困難となる。

Q3 外来維持血液透析が困難な患者・家族とは？

予定通りに透析クリニックに通院できない患者，透析中に安静を保てない患者などは，外来維持血液透析が困難である。

◆ 解 説

一般に，血液透析は週3回透析クリニックに通院する必要がある。設定された曜日や時間があるので，設定に沿った通院ができない患者は外来維持血液透析が困難である。また，知的障害や発達障害で透析中に安静を保てない患者，痙攣のコントロールが不十分な患者なども外来維持血液透析は困難である。

Q4 腎移植が困難な患者・家族とは？

腎移植後の治療アドヒアランスが見込めない患者および家族がまったくサポートできない場合において，腎移植は困難であると考えられる。また，全身麻酔に耐えられない心肺機能，低アルブミン血症の持続，感染症の存在などは，腎移植を困難にする。

◆ 解 説

腎移植を受けることができない絶対的禁忌としては，活動性感染症，現在進行中の悪性腫瘍，違法薬物乱用，可逆的な腎不全，管理不能な精神疾患，治療に対する拒否，重篤な全身性疾患で明らかに短い寿命などがあげられており，適切な免疫抑制薬治療ができない状況での腎移植は困難であると考えられる[1]。腎移植後は継続的に免疫抑制薬の服薬が必要であり，定期的な通院や生活習慣などにおいて自己管理が必要となる。

自己管理ができない患者および家族との関係性の悪さや家族がまったくサポートできない環境[2]も腎移植後の治療アドヒアランス不良へつながるため，解決してからでないと腎移植は提案できない。また，小児CKD患者は精神・運動発達に遅れを伴うことが多く，成熟も遅いため自我が育っておらず，さらにうつ状態や否定的な感情があると[3]，治療アドヒアランス不良の要因となる。思春期に転科や移行を行った場合には，治療アドヒアランスの不良から移植腎廃絶をきたす[4]ことや通院拒否率が上昇する[5]ことなどが報告されており，慎重に腎移植を進める必要がある。

また，全身麻酔に耐えられない心肺機能の障害，CAKUTに伴う反復性の感染症・膀胱機能の異常，低アルブミン血症が持続しているネフローゼ症候群，腎腫大・高血圧・肝障害を伴う多発性嚢胞腎なども腎移植を困難にする原因である[1]。

文献

1) 日本腎臓学会，日本透析医学会，日本腹膜透析医学会，日本臨床腎移植学会，日本小児腎臓病学会（編）：腎代替療法選択ガイド2020，ライフサイエンス出版，東京，2020.
2) Kraenbring MM, et al：Medication adherence in pediatric renal transplant patients：The role of family functioning and parent health locus of control. Pediatric Transplant 2019；23：e13346.
3) Bell L：Adolescent dialysis patient transition to adult care：a cross-sectional survey. Pediatr Nephrol 2007；22：720-706.
4) Watson AR：Non-compliance and transfer from paediatric to adult transplant unit. Pediatr Nephrol 2000；14：469-472.
5) Samuel SM, et al：Avoidable hospitalizations in youth with kidney failure after transfer to or with only adult care. Pediatrics 2014；133：e993-1000.

Q5 腎代替療法を拒否した場合はどうすればよいですか？

腎代替療法を行わない場合の自然経過，利益と不利益について多職種がかかわり繰り返し説明することが重要である。一方，心肺機能の障害が進行する疾患などで，生命予後の観点から延命処置にあたる腎代替療法を拒否する場合は，多職種による話し合いのうえで治療選択を行うことが望ましい。

◆ 解 説

透析が必要なESKDに至った状況で腎代替療法を希望しない場合は，腎代替療法を開始しない場合にどのような自然経過をたどるのか，利益と不利益について繰り返し説明することが重要である。一般に，進行性に腎機能低下がみられる場合はeGFR 30mL/分/1.73 m^{2}未満になった時点で腎代替療法に関する情報を提供するが[1]，小児におけるESKDの原疾患は，先天性腎疾患が多いため，早い段階から腎代替療法についての情報を伝えておく必要がある。

また，ESKDに至る原疾患のなかには，代謝性疾患・遺伝性疾患・染色体異常などによる進行性の疾患が含まれる。これらの疾患は，腎障害以外の合併症を伴っていることが多く，生命予後を規定する因子が腎臓以外のことがある。腎障害に対しては，透析や腎移植で対応することが可能であるが，特に心肺機能の障害が進行する疾患では，生命予後の観点から延命処置にあたる腎代替療法を拒否する家族が存在する。

日本透析医学会による「透析の開始と継続に関する意思決定プロセスについての提言」[2]は，透析の開始と継続についての意思決定に際して，医療チームが患者に最善の医療とケアを提供することを指向して作成された。高齢者に対する腎代替療法に関する内容が中心であるが，小児に関しては，2012年に日本小児科学会が「重篤な疾患を持つ子どもの医療をめぐる話し合いのガイドライン」に準じて，医療チームと家族などを含むさまざまな立場の人が，それぞれの価値観を持ち寄って子どもの最善の利益を話し合ったうえで治療選択を判断することが望ましい，としている[3]。

腎代替療法は，患者自身の医学的状況，人生観，家族の考え方などを考慮して導入される。維持透析は患者のQOLを向上させ，それを維持することに主目的があるものの，臨床現場では維持透析の開始または継続を見合わせざるをえない事態に遭遇することもある。また，維持透析は行っているが腎移植は受けない・受けられないというような透析ラストの患者もいる。これらの決定に関しては，多職種でカンファレンスを行い検討していく必要がある。

文献
1) 日本腎臓学会，日本透析医学会，日本腹膜透析医学会，日本臨床腎移植学会，日本小児腎臓病学会（編）：腎代替療法選択ガイド2020，ライフサイエンス出版，東京，2020.
2) 透析の開始と継続に関する意思決定プロセスについての提言作成委員会：透析の開始と継続に関する意思決定プロセスについての提言．日透析医学会誌 2020；53：173-217.
3) 日本小児科学会 倫理委員会小児終末期医療ガイドラインワーキンググループ（編）：重篤な疾患を持つ子どもの医療をめぐる話し合いのガイドライン，2012 https://www.jpeds.or.jp/uploads/files/saisin_120808.pdf（2022.12.16アクセス）

Q6 腎移植後透析再導入を拒否した場合はどうすればよいですか？

透析を導入しない場合の自然経過，不利益について多職種が介入して繰り返し説明する必要がある。

◆ 解 説

近年，小児腎移植成績は明らかに向上しており，10年生着率は生体腎移植89.7％，献腎移植61.1％となっている[1]。一方，graft half-life は26.9年との報告がある[2]。明らかに生着率は改善したものの小児期に腎移植を受けた患者の多くは，移植後30年以内に再び透析または移植が必要な状態に陥る。その場合，先行的腎移植を受けられなければ透析療法が必要となる。透析療法は腎移植に比べてQOLが低下し，制約も大きいため心理社会的予後が低下する[3~5]ことから，なかなか現実を受け止められない患者が多い。

透析導入を拒否した場合は，透析をしなかった場合に陥る症状や不利益について繰り返し説明する必要がある。また，多職種による介入を行い，透析導入について説明することも有用である。

文献
1) 服部元史，他：本邦小児腎移植の臨床的背景と移植成績：2016年報告のアップデート．日臨腎移植会誌 2021；9：215-225.
2) Aoki Y, et al：Long-term outcomes of pediatric kidney transplantation: A single-center experience over the past 34 years in Japan. Int J Urol 2020；27：172-178.
3) Groothoff JW, et al：Social consequences in adult life of end-stage renal disease in childhood. J Pediatr 2005；146：512-517.
4) Mellerio H, et al：Adult social and professional outcomes of pediatric renal transplant recipients. Transplantation 2014；97：196-205.
5) Hamasaki Y, et al：Long-term social outcome after pediatric kidney transplantation: a single-center experience. Clin Exp Nephrol 2022；26：368-375.

第5章　小児ESKD患者の移行期医療支援

Q1 就学支援はどのようにすればよいですか？

小児ESKD患者は非常に少ないため，多くの学校はこのような児童・生徒を預かった経験がなく，困惑してしまう。医療者から積極的に病気に関する情報や学校生活における注意点などの情報を提供する必要がある。また，医療者は患者の発達段階に応じて，適した学校を選択できるよう援助すべきである。

◆ 解 説

1. 学校生活における制限と学校への情報提供

20歳未満で腎代替療法の新規導入患者は年間80〜100人であり，これは同年代100万人あたり年間3.5〜4.7人に相当する。子どもの少ない都道府県では年間1人もいないこともあり，非常に稀な疾患（病態）である[1]。したがって，CKD患者が学校に入学する際はほとんどの学校で「前例がない」児童・生徒となり，養護教諭，教師ともに，どのようにかかわってよいのかわからず，困惑してしまう。このようなことから，患者の知的能力が通常レベルであっても支援学級になってしまうことが起こりうる。

腎移植を行った患者はもとより，腹膜透析，血液透析患者であっても学校生活における制限は比較的少ない。腎移植患者における制限は，移植した腎臓が腹部に入っているため，直接その部分を圧迫したり，打撲したりする運動のみ避けてもらう程度である。具体的には鉄棒やサッカーなどであるが，後者の場合はボールが腹部にあたることを危惧しているのではなく，ボールを蹴ろうとした足が腹部にあたることを危惧している。したがって，バスケットボールや野球などの球技は普通に参加してよい。感染症に関しても水痘や麻疹などの特定の感染症を除けば，免疫抑制薬を服薬していても通常の風邪で重症化することはほとんどない。腹膜透析患者においても夜間に機器を使用して透析を行い日中は透析をしていないことや，腹腔内に透析液が入っているが学校での出し入れは必要ないことが多い。ただし，透析を行うための管（テンコフカテー

テル）が腹部に入っているため，移植の場合と同様，腹部を圧迫，打撲しないようにする必要とプールには入れない（許可している施設もある）。飲食は牛乳など一部に制限のある場合もあるが，ほとんどは一般生徒・児童と同じものを食べてよい（家庭の食事で調節すれば補えることがほとんどである）。血液透析患者は，上肢（多くは前腕）にシャント（血液透析を行うために血流が多く流れる手術）があり，その部位を圧迫や打撲しないようにする。

上述のようなことを就学前に養護教諭や教頭に伝えておく必要がある。文章でもよいが，就学についての話し合いは夏休みから秋にかけて行われているため，実際にその話し合いに参加させてもらうことも考慮する。

2. 患者に対する支援

発達に遅れがみられる患者は療育センターで評価してもらい，基準を満たすようであれば療育手帳を発行してもらう。発達段階によっては特別支援学校の選択がよい患者もいる。発達の遅れがみられない患者も発達（知能）検査を行っておくとよい。総合的には問題のない患者でも，発達の領域によりばらつきがあることもあり，その場合は適した対応をしてもらうようにすると問題は生じにくく，発達の促進にもつながる。

文献
1) 服部元史，他：2006年〜2011年末までの期間中に新規発生した20歳未満の小児末期腎不全患者の実態調査報告. 日小児腎臓病会誌 2013；26：330-340.

Q2 就労支援はどのようにすればよいですか？

ESKD患者の身体障害者手帳の等級は1級であり，就労にはその有利点を十分に活用する。また，患者側も資格をとるなど就労を目指した準備をするとよく，医療者はこのような提案や支援を行う。

◆ 解 説

1. 就労に関係する行政支援

慢性透析を行っている患者の身体障害者手帳の等級は1級となる。また，腎移植を行って腎機能が回復しても，継続的に免疫抑制薬を服薬する必要があるため，同様に1級である。近年多くなってきている，透析を経ずに腎移植手術を行う先行的腎移植の場合も手術後は同様の理由で1級となる。就労については，身体障害者手帳の利点を最大限に活用するとよい。

わが国では障害者の雇用対策として，「障害者雇用促進法」により，ある一定以上の規模の企業には労働者数の2.2%に相当する障害者を雇用することを義務付けており，2021年には法定雇用率がさらに0.1%引き上げられている。基準を満たさない企業は，障害者雇用納付金を収める必要がある。

特に，免疫抑制薬の服薬のみで透析などの時間的な拘束のない腎移植患者の場合は，肢体不自由などほかの障害がなければ健常者と同等に働くことができる。

2. 就労に向けて患者側の準備

患者は，雇用されるまえに自分の得意分野において，専門的な資格をできる限り多くとっておくと就職に有利となる。そのためには，中学や高校を卒業した時点であえて専門学校を選択し，「手に職をつける」ことも選択肢の一つである。得意分野を知る一つの手立てには，発達検査(Q1で記述)がある。専門学校は，会社や企業とのパイプがあることも多く，就職に有利となることがある。

就職先が決まるまえや決まってからも職場での制限については診断書や意見書が必要となることが多い。血液透析患者では，透析病院で週3回の透析が必要であること，腹膜透析患者では，必要であれば，日中の腹膜透析液の交換を行う時間と場所の確保，腎移植患者では，1〜2カ月程度に1回の通院が必要であることなどを記載する。身体活動については，患者の状態に合わせて記載することになるが，筋力の低下やサルコペニアでなければ，透析患者であってもできる限り同様の仕事に就くことがすすめられる。

Q3 行政支援（社会保障制度）にはどのようなものがありますか？

ESKD患者にはさまざまな行政支援（社会保障制度）がある。腎機能によって等級がかわることや年齢に応じてかえる必要がある行政支援もあるため，十分に知っておく必要がある。

◆ 解 説

1. 疾患に対する社会保障制度

小児期には「小児慢性特定疾病」に対する医療費助成がある。小児慢性特定疾病を伴う児童の健全育成を目的として，疾患の治療方法の確立と普及，患者家庭における医療費の自己負担の一部を助成する制度である。ただし，自己負担額は保護者の所得に応じて異なり，助成の対象となるのは原則として指定医療機関を受診した場合の医療費である。

現在，小児期の医療費は多くの市町村で「乳幼児等の医療費助成」が行われている。しかし，対象年齢が決まっていたり，入院・外来で助成額が分かれていたり，所得制限があるため，利用できない場合がある。そのため，ぜひ「小児慢性特定疾病」に対する医療費助成を使ってほしい。

この「小児慢性特定疾病」に対する医療費助成はCKDに対するものではなく，各疾病に対する助成であり，対象疾病名については「小児慢性特定疾病情報センター」のホームページ（https://www.shouman.jp/disease/）を参照する。CKDとなる疾患のほとんどが網羅されている。また，血液透析または腹膜透析を行っている場合は重症患者に認定されている。年齢制限があり，新規申請の場合は18歳未満である必要がある。しかし，それ以前に登録されており，その後も引き続き治療が必要と認められる場合は20歳まで延長が可能である。原則として1年ごとの更新が必要となる。

満20歳を超えた場合は，「難病医療費助成制度（指定難病）」がある。こちらも疾病に対する助成であり，必ずしも「小児慢性特定疾病」の疾病とは合致しないため注意が必要で，難病情報センターのホームページに掲載されている「指定難病一覧」で，疾病だけでなくその重症度を参考にする（https://www.nanbyou.or.jp/entry/5461）。

2. 透析や腎移植を含む腎機能低下患者の社会保障制度

血液透析や腹膜透析を行っている18歳未満の患者については，自立支援医療（育成医療）がある。18歳をすぎて身体障害者手帳を所持している患者は自立支援医療（更生医療）がある。医療費は世帯の所得により，自己負担額が違ってくる。18歳を過ぎて自立支援医療（更生医療）の助成を受けるには，身体障害者手帳の交付を受ける必要がある。また，治療を受ける医療機関（育成医療・更生医療）が，自立支援医療機関の指定を受けている必要がある。腎機能が低下している患者は，腎機能検査の数値に応じて身体障害者の1級・3級・4級と認定される。市町村によっては医療費を助成しているところもあるが，患者の住民票のある都道府県でしか有効ではない（償還払いの市町村が多い）。他の都道府県への移動，仕事での出張，旅行などがあるとその場所で血液透析を行う必要があるため，自立支援医療（育成医療・更生医療）の手続きは滞りなく行っておく必要がある。また，最近多くなっている先行的腎移植の場合も手術を行ったあとは免疫抑制薬の服薬を続ける必要があり，身体障害者等級の1級に相当すると判断される。

小児期には，小児慢性特定疾病での医療費助成と乳幼児等の医療費助成を利用して患者の自己負担を軽減する必要がある。人工透析や腎移植後の患者については育成医療で医療費の自己負担が軽減できる。各市町

村で身体障害者手帳の等級をもとに医療費助成制度を設けているため，確認したうえで身体障害者手帳の手続きも必要となる。

　成人期で，難病医療費助成制度に該当する場合に，申請が必要となる。人工透析や腎移植後の患者については，育成医療から更生医療への申請のしなおしが必要になる。

　前述のように，各市町村で医療費助成の制度が違うことがあるため，各病院のソーシャルワーカーに相談するとよい。

Q4 心理支援とはどういうものですか？

心理支援とは移行支援プログラムのなかの重要な1つの領域であり，心理支援の方法のことではなく，自ら心理支援を受けられるように成長してもらうことである。

◆ 解 説

移行支援プログラム作成に必要な6つの中の1つの領域である。医療者側が患者の状況を考えながら心理支援を行うのではなく，患者自身がさまざまな不安や危惧を自ら周りの人に伝え，サポートを求めることができるようにすることを目標にした領域である。

このためには，本人の自尊感情（自己肯定感）の確立が必要であるといわれている。自尊感情の評価には，Harterら[1]の作ったものをもとにNagaiら[2]が日本人の基準値を作成している。

また，QOLの評価も必要となり，PedsQL[3]，Kid-KINDL（小学生版QOL尺度）[4]，KIDSCREEN[5]などの評価方法がある。

自尊感情，QOLを評価しながら必要に応じて臨床心理士や精神科医の協力を受け，自尊感情の確立を促すことやQOLを改善する介入を行うことになる。

心理支援を受けるためには，患者自身が周りの人に伝えることのできるコミュニケーション能力も必要となり，これも移行支援プログラムの項目の1つである。

文献

1) Harter S, et al：The pictorial scale of perceived competence and social acceptance for young children. Child Dev 1984；55：1969-1982.

2) Nagai Y, et al：Children's perceived competence scale: Reference values in Japan. J Child Health Care 2015；19：532-541.

3) Kobayashi K, et al：Measuring quality of life in Japanese children: development of the Japanese version of PedsQL. Pediatr Int 2010；52：80-88.

4) 柴田玲子，他：日本におけるKid-KINDL Questionnaire（小学生版QOL尺度）の検討. 日小児会誌 2003；107：1514-1520.

5) Rajmil L, et al：Effect on health-related quality of life of changes in mental health in children and adolescents. Health Qual Life Outcomes 2009；7：103.

Q5 精神科受診は必要ですか？

小児期に腎代替療法を導入した思春期・青年期の約30～60%がうつ状態にあると報告されており，精神科受診や向精神薬服薬の割合も高い。したがって，精神科医や臨床心理士を含む多職種チームでの精神的・心理的サポートが望まれる。

◆ 解 説

思春期・青年期ESKD患者は，家族関係，友人関係，学業，就労などに関してさまざまな精神的・心理的問題を抱えている。小児CKD患者の約7～35%，小児ESKD患者の約64%がうつ状態にあるという報告もされている[1, 2]。わが国において小児期に腎代替療法を導入した思春期・青年期45例（このうち42例が移植患者）を対象としたうつ状態の調査でも13例（28.9%）がうつ状態（Beck Depression Inventory-Ⅱスコア14点以上）にあった[3]。また，同調査における後ろ向き研究（196例が対象）では，知的障害者を除く143例中22例（15.4%）に精神科受診歴があり，9例（6.3%）に向精神薬の服薬歴があった[4]。

早期から精神科医や臨床心理士（公認心理師）など，メンタルヘルスの専門家が診療に加わることで疾患に対する理解や移行の準備が進むだけでなく，疾患の進行抑制や死亡率の低下につながることが示唆されている[5]。したがって，小児期に腎代替療法を導入した思春期・青年期では特に精神的・心理的サポートが必要であり，精神科医や臨床心理士を含む多職種チームでの診療・フォローアップ体制が望まれる[6]。

一般に，慢性身体疾患患者の精神・心理的問題はその臨床的重症度によって段階的にケアが提供され，重症度が上がるに従い，より専門性の高いメンタルヘルスの専門家が介入する（段階的ケアモデル：steppedcare model）[7]。小児ESKD患者の移行期におけるメンタルヘルスの支援にも，基本的にはこのモデルが適応されるが，臨床心理士や精神科医がどの段階からかかわるかは，施設によって異なるのが現状である。一般に，臨床心理士は医療チームの一員としてメンタルヘルスの支援を担うことが望ましく[8]，精神科医は医療チームからの依頼を受けて患者を診察し，治療ならびに医療チームへの助言を行う。

文献

1) Kogon AJ, et al：Depression and neurocognitive dysfunction in pediatric and young adult chronic kidney disease. Pediatr Nephrol 2019；34：1575-1582.

2) Rodriguez Cuellar CI, et al：High depression rates among pediatric renal replacement therapy patients: A cross‑sectional study. Pediatr Transplant 2019；23：e13591.

3) Miura K, et al：Depression and health-related quality of life in adolescents and young adults with childhood-onset end-stage kidney disease: a nationwide study in Japan. Clin Exp Nephrol, in press. doi：10.1007/s10157-023-02330-4

4) Miura K, et al：Medical and psychosocial outcomes in adolescents and young adults with childhood-onset end-stage kidney disease: a nationwide study in Japan. Clin Exp Nephrol, in press. doi：10.1007/s10157-023-02327-z

5) Johns TS, et al：Interdisciplinary care clinics in chronic kidney disease. BMC Nephrol 2015；16：161.

6) Amatya K, et al：Psychological functioning and psychosocial issues in pediatric kidney transplant recipients. Pediatr Transplant 2021；25：e13842.

7) National Institute for Health and Care Excellence: Depression in adult with a chronic physical health problem: recognition and management. https://www.nice.org.uk/guidance/cg91（2022.12.16アクセス）

8) Watson AR, et al：Transition from pediatric to adult renal services: a consensus statement by the International Society of Nephrology(ISN)and the International Pediatric Nephrology Association(IPNA). Pediatric Nephrology 2011；26：1753-1757.

Q6　小児科の医師はどのような役割をしますか?

ESKD患者を最初に診るのは小児科の医師であり，移行期医療において重要な役割を果たす。診察の初期から移行期医療を念頭においた医療を行っていく必要がある。

◆ 解 説

1. ESKD患者を診るときの心構え

最初に主治医となる小児科医の役割は非常に大きい。特にESKD患者では，一生その疾患と付き合っていかなくてはならないため，小児科医は患者の一生のライフサイクルを考えて医療にあたる必要がある。移行期医療もそのなかの一つで，診療がはじまったその時から，将来の移行期医療を念頭において診療を行っていく。

2. 疾病診療だけにとどまらない診療

小児科医はもともと疾患の治療だけでなく，発達，発育も合わせて診療を行うことが普通である。つまり，家庭環境，社会環境，教育環境について考えることも診療の一部である。もしも，患者の発達や発育に悪影響を及ぼすと考えられれば，介入して改善することも行う。学校では，CKD患者を受け持つ経験はほとんどなく，まさしく腫れ物を触るように扱われることがある。腎移植後はもとより，透析をしている患者も学校生活での制限は少なく，事前に伝えておく必要がある。入学後も教師から「どこまで可能なのか?」という質問がよくあり，毎回丁寧に回答する必要がある。できる限り制限をなくし，同級生と同様の生活を過ごしてもらうことが成長を促す大きな原動力となる。

3. 移行期医療をはじめるきっかけ

小児科医は保護者とのかかわりが強く，一般診療では保護者と話をしていることがほとんどであり，患者自身は関係ないとばかりにほかで遊んでいることが多い。移行期医療では，疾病が患者のこととして意識してもらう必要がある。幼少期にCKDとなり，物心がついたときにはすでに透析をしている場合や腎移植がおわっている場合は，自分の疾病を知らないことも多い。

移行期医療をはじめるのは，一般に12〜14歳といわれているが，それは患者によって異なる。一人で診察室に入ってもらうのは，移行期医療の第一歩としてかなり有効な手段であり，患者は自分の疾患を意識しはじめるきっかけとなる。時期は，中学校入学の機会がよい。中学校入学以外では，保護者が話をした時に嫌そうな顔をした場合に，次から一人で入るようにすると，必死に自分のことを話しはじめる。自分で話ができたことを保護者に伝えると，親離れだけではなく，子離れの第一歩にもなる。

4. 成人診療科への転科に向けた小児科医の準備

転科するにあたり，成人診療科に情報を伝えることは当然であるが，成人診療科の治療や診療方法を知っておき，事前に患者や保護者に伝えておくことも非常に重要である。基本的に成人診療科の診療は疾患の治療が中心で，関係はあっさりしている。それが一般成人に対しては普通のことなのであるが，小児科の診療に慣れている患者や保護者にとっては，冷たいと感じることが多い。CKDの場合，治療方法はほとんど変わらないが，それでも少しずつ違う場合もありうるため，今までの治療方法が絶対的なものではなく，どちらの治療方法も間違いではないことは明確に話をしておく必要がある。

Q7 成人診療科の医師はどのような役割をしますか？

成人になったESKD患者を診る成人診療科の医師は，今までの治療や小児の疾患の特徴などを知っておく必要がある。また，移行期医療の重要性について認識する必要がある。

◆ 解 説

1. 成人診療科に転科してくる患者の特徴

　成人診療科に移ることは，慢性疾患をもっていなくても難しいことであり，しばしば診療を受けなかったり，ドロップアウトする契機になることがある[1]。武井ら[2]の報告によると，50.8％の小児科医が紹介先の成人診療科から患者が戻ってきてしまった経験があるとしている。これは，移行期医療が有効に実施されず，小児科と成人診療科がうまくコミュニケーションをとれていなかったことも原因であるが，基本的に診療方法が違うことも大きく影響すると思われる。小児科の医師の項目（Q6）にも記述しているが，小児科医は疾患だけではなく，発達や発育も診るため，家庭環境，社会環境，教育環境などに介入することもあり，患者や保護者との距離が非常に近い。成人診療科医にすると，このような介入はプライバシーの侵害と感じられる可能性を懸念する。このため，はじめて成人診療科を受診した患者や保護者は違和感を覚えることが多い。

　しかし，移行期医療のプログラムを十分に受けてきた患者，保護者はこのような教育を受けているため，最初は小児診療科と併診しながらその違和感を埋めていけるとよい。また，移行期医療のプログラムを受けてきたにもかかわらず，はじめて成人診療科を受診するときに親がついてきたり，一緒に診察室に入ってくることがある。この場合は，次回の受診からは少なくとも最初は患者だけが診察室に入ってもらうように伝えるとよい。

2. 成人診療科医師の転科に向けての準備

　CKDの治療法は，透析患者，腎移植患者ともに，大きく変わることはないが，大きく違うのが基礎疾患である。成人は糖尿病性腎症や慢性糸球体腎炎が多くを占めるが，小児はCAKUTが多くを占めている。Hattoriら[3]は，21歳未満で腎代替療法を導入した疾患の約40％はCAKUTであったと報告している。CAKUT患者の管理で糖尿病性腎症や慢性糸球体腎炎と異なるのは，多尿で尿やナトリウムが必要以上に出てしまい水分制限や塩分制限をしてはいけない場合，尿路奇形を伴っており間欠的自己導尿を行っている場合，尿路感染症を起こしやすい場合など，特別な管理を必要とする場合である。CKD診療を中心とする成人診療科医は塩分制限を強調してしまうことが多いが，このように治療法や生活指導が異なる疾患についての知識を備えておく必要がある。

　また，成人診療科医の多くは移行期医療の存在すら知らない。成人した小児期発症ESKD患者を受け入れる成人診療科医は，少なくとも「移行医療についての提言」などに目を通すことで，その概念を学び，重要性を認識することが求められる[4]。

文献
1) Viner R：Transition from paediatric to adult care. Bridging the gaps or passing the buck? Aich Dis Child 1999；81：271-275.
2) 武井修治，他：小児慢性疾患におけるキャリーオーバー患者の現状と対策．小児保険研 2007；66：623-631.
3) Hattori M, et al：End-stage renal disease in Japanese children: a nationwide survey during 2006-2011. Clin Exp Nephrol 2015；19：933-938.
4) 厚生労働省難治性疾患等政策研究事業「難治性腎疾患に関する調査研究」研究班診療ガイドライン分科会トランジションWG，日本腎臓学会，日本小児腎臓病学会：小児慢性腎臓病患者における移行医療についての提言－思春期・若年成人に適切な医療を提供するために－．日腎会誌 2015；57：789-803.

Q8 看護師(病院看護師, 訪問看護師)はどのような役割をしますか?

わが国で移行期医療支援に関する教育を受けているのは看護師のみである。また, 患者と一番近い位置にいるのが看護師であり, 患者の状態や意図を一番くみとりやすい。したがって, 移行期医療支援のチームのなかで, 中心的な役割を担う。

◆ 解 説

1. 移行期医療支援に関する教育プログラム

看護師は, 思春期・青年期の精神的にも社会的にも不安定な時期にサポート役として重要な役割を担うだけでなく, 小児科から成人診療科への橋渡しを行う移行期医療支援のチームのなかで中心的な役割を担う。

わが国では, 移行期医療支援に関する教育を受けているのは看護師だけである。小児看護専門看護師のなかには移行期医療支援に必要な教育を受けている看護師がおり, 思春期看護研究会は「成人移行期支援看護師養成講座」や「成人移行期支援フォローアップ講座」を開催して, 支援看護師を養成している。この研究会は, 「成人移行期支援看護師・医療スタッフのための移行期支援ガイドブック」(ガイドブック)を作成しており, 現在第2版になっている(https://san-j.info/doc/ikoukishien_guide02nopass.pdf)。

2. 具体的な移行期医療支援の内容

看護師は患者や家族の一番近い立場になりやすく, 医師が日常診療で把握することの難しい, 患者の病気の理解, 薬に関すること, 日常生活, 学校や就職の問題, 恋愛に至るまで知りうることが可能であり, 話しやすい看護師は非常に大切である。

小児科の看護師は, ガイドブックの移行支援プログラムにあげられている, ①患者が自分の健康状況を説明する(自己支持), ②自ら受診して健康状態について述べる・服薬を自己管理する(自立した医療行動), ③妊娠の疾患への影響, 避妊の方法も含めた性的問題の管理(性的健康), ④さまざまな不安や危惧を周囲の人に伝え, サポートを求める(心理支援), ⑤自らの身体能力にあった就業形態(教育的, 職業的計画), ⑥生活上の制限や趣味の持ち方(健康とライフスタイル)という6つの領域について達成できるように支援をする。これらの領域それぞれについて年齢に見合ったヘルスリテラシーを獲得してもらう必要がある。具体的な方法として次のようなことを行う。①患児・家族の状況のアセスメントを行う, ②目標を患児・家族と決めながら達成できるように支援をする, ③関連する院内チーム(小児科医, 成人診療科医, 精神科医, 薬剤師, 臨床心理士, ソーシャルワーカーなど)の構築と調整, ④移行先(転科, 転院)との調整, ⑤患児・家族の意思決定を支える, これら①～⑥などであり, 移行期医療全体の調整役といっても過言ではない。

3. 成人診療科の看護師および訪問看護師の役割

成人診療科の看護師は, 患児や家族の課題を理解し, 小児科の医療者と連携し, 成人診療科で医療が継続できるように支援する。

訪問看護師で, 小児科から移行期医療支援にかかわっている場合は, 成人診療科に移行したあとも引き続き支援を続けることができる。

一方, 教育を受けた看護師がすべて移行期医療支援の仕事に就くことができているかというと, 必ずしもそうではない。移行期医療支援に関する診療報酬などの行政的な援助が望まれる。

Q9 ソーシャルワーカーはどのような役割をしますか？

ESKD患者に対する行政支援（社会保障制度）には複雑であり，疾病の状態，年齢，地域によって違う。ソーシャルワーカーは，適切な行政支援を受けられるよう支援する役割を担う。

◆ 解 説

思春期・青年期ESKD患者において，ソーシャルワーカーの役割は重要である。

行政支援の項目（Q3）で詳述しているが，小児期は「小児慢性特定疾病」に対する医療費助成があり，基本的に18歳までに申請すれば，20歳まで延長が可能である。また，その後は「難病医療費助成制度（指定難病）」があるものの，必ずしも小児慢性特定疾病の疾患とは合致せず，合致していても重症度により適用されない場合があるので注意が必要であり，このような情報提供を行う。

CKDで透析を行っている場合，18歳未満は育成医療，18歳をすぎて身体障害者手帳を所持している場合は，更生医療となる。地域によって助成内容が異なるため，転勤や出張，旅行などで都道府県を越えて透析が必要となる場合は，自立支援医療の手続きを滞りなく行う必要がある。また，転院した場合も別途手続きが必要になる。

このような細かいことはソーシャルワーカーでないとわからないため，年齢の節目や県外への転勤などの場合は相談してもらう。

移行期医療支援のなかでも，チームの一員として行政支援について助言してもらえるとスムーズに物事が進む。

Q10 薬剤師はどのような役割をしますか？

薬剤師は患者に現在服薬している薬の薬効を教えるだけでなく，服薬アドヒアランスを保つ，女性には適切な時期を選んで胎児に悪影響を及ぼす薬を伝えるなど，重要な役割を担う。

◆ 解 説

薬剤師は，移行期医療支援のチームとして重要である。患者に自分が服薬している薬の理解度を確かめ，その年齢に応じて，薬効などを説明する。これは，1度だけではなく，数回にわたって行う必要があり，自分の病気についての自覚を促すとともに，服薬アドヒアランスの向上につながる。腎移植を含め，ESKDの場合，服薬ノンアドヒアランスは検査結果の悪化や腎機能悪化に直結する。服薬忘れは，学校や職業，生活環境などにより原因はさまざまであるが，患者と一緒に忘れないようにする工夫を考えていけるとよい。

薬剤のなかには，妊娠，出産において胎児に催奇形性がある薬剤や禁忌の薬剤がある。そのため，女性には中学校から高校の時点で一度は伝えておき，状況に合わせて何度も繰り返し伝えたほうがよい。特に腎移植を行った患者は，術後比較的早期に月経は回復するといわれ，今までにも多くの女性が腎機能を悪くすることなく，妊娠，出産が可能となっている。このような情報を伝えるとともに，事前に胎児に対して悪いといわれている薬剤について指導し，妊娠，出産は計画的に行う必要があることを強調する。万が一，薬剤を中断するまえに妊娠に気づいたときは，可及的速やかに医師に伝えることなどを指導する。

Q11 臨床心理士はどのような役割をしますか？

臨床心理士は発達・認知機能，心理社会的機能，患者・家族・医療者の関係性などを評価し，必要に応じて心理療法を実施する。また，教育機関などとの橋渡しを担う。

◆ 解 説

小児ESKD患者の移行期にはさまざまな心理社会的な支援が必要とされるため，臨床心理士（公認心理師）は移行期を支援する多職種チームの一員として以下のような役割を担うことが期待されている[1~4]。

1. 移行期医療支援を見据えた発達・認知機能，心理社会的機能のアセスメント

小児ESKD患者は，神経発達症やほかの後天的な要因によって，さまざまな水準の発達・認知機能（実行機能，視覚・言語記憶など）に低下がみられ[5, 6]，しばしば必要なセルフケアを理解し，実行する能力に支障をきたす。成人医療への円滑な移行を実現するためには，移行期である思春期・青年期よりも早期の段階から適切な発達・認知機能，心理社会的機能のアセスメントを行い，必要に応じて支援につなげることが推奨されている[3, 4]。

臨床心理士が実施する発達・認知機能検査（wechsler intelligence scale for children, fifth edition：WISC-Vなど）によって発達・認知機能の特性が明らかになれば，患者ごとに個別化した教育方略に基づいた支援が可能になる[7]。心理社会的機能のアセスメントには，メンタルヘルス（抑うつ，不安，恐怖など），社会機能（家族関係，友人関係，就学状況），QOLなどが含まれている[8]。

2. 患者–家族–医療者間の関係性のアセスメント

小児ESKD患者の医療者と患者・家族には相互に依存が生じ，過保護，過干渉が患者のセルフケア能力の育成を阻害し，移行期医療支援の障壁となることがあ

る[4, 9]。患者-家族-医療者間の関係性のアセスメントによって，移行に向けた適切な関係性の構築に役立てることができる。

3. 患者への心理面接

メンタルヘルスや適応上の悩みがあり，専門的な心理支援が必要な場合には，臨床心理士が患者に対して心理面接を行う。小児に対しても有効とされる心理療法の技法，例えば認知行動療法や対人関係療法[10]，アクセプタンス＆コミットメント・セラピー[11]，動機づけ面接[12]，力動的精神療法などが用いられ，ストレス，抑うつ，不安，恐怖，アドヒアランスの問題などが治療の対象となる[1, 13]。

4. 親への心理面接

小児ESKD患者の療養を支援する家族，特に親には社会的，心理的，経済的に多大な負担がかかり，ときに親のメンタルヘルスが問題となり，心理支援が必要となることがある[9, 14]。その場合，臨床心理士は親に対しても，上述の技法を用いた心理療法を行う。

5. 多職種間および他機関（教育機関など）との橋渡し

移行期医療支援を担う多職種チーム内に臨床心理士がいることで，患者・家族の心理社会面のアセスメントがチーム内で共有され，それらを踏まえた支援につながりやすい[2]。メンタルヘルスの問題が重篤であり，さらに高度な専門治療を要すると判断された場合は，臨床心理士がそれまでに行ったアセスメントを添えて精神科医への橋渡しを行う[13]。たとえば，せん妄，精

神病性の症状（幻覚や妄想など），顕著な気分症状，自殺のリスクが高い場合などである。また，学校などの教育機関との橋渡しとなり，心理的なアセスメントに基づく情報を保健教諭などと共有することも臨床心理士の重要な役割である[8]。

文献

1) Clementi MA, et al：Psychosocial considerations and recommendations for care of pediatric patients on dialysis. Pediatr Nephrol 2020；35：767-775.

2) Watson AR：Psychosocial support for children and families requiring renal replacement therapy. Pediatr Nephrol 2014；29：1169-1174.

3) Watson AR, et al：Transition from pediatric to adult renal services: a consensus statement by the International Society of Nephrology（ISN）and the International Pediatric Nephrology Association（IPNA）. Pediatr Nephrol 2011；26：1753-1757.

4) 厚生労働科学研究費補助金 難治性疾患等政策研究事業「小児期発症慢性疾患を持つ移行期患者が疾患の個別性を超えて成人診療へ移行するための診療体制の整備に向けた調査研究」班（研究代表者 窪田 満）：成人移行支援コアガイド（ver1.0）. https://transition-support.jp/download/show/5/成人移行支援コアガイド（ver1.0）.pdf（2022.12.16アクセス）

5) Johnson RJ, et al：Neurocognition in pediatric chronic kidney disease: a review of data from the Chronic Kidney Disease in Children（CKiD）study. Semin Nephrol 2021；41：446-454.

6) Chen K, et al：Neurocognitive and educational outcomes in children and adolescents with CKD: a systematic review and meta-analysis. Clin J Am Soc Nephrol 2018；13：387-397.

7) Herzer M, et al：Transitioning cognitively impaired young patients with special health needs to adult-oriented care: collaboration between medical providers and pediatric psychologists. Curr Opin Pediatr 2010；22：668-672.

8) Sankar Raj VM, et al：The role of a clinical psychologist in pediatric nephrology. Pediatr Clin North Am 2022；69：941-949.

9) Tong A, et al：Experiences of parents who have children with chronic kidney disease: a systematic review of qualitative studies. Pediatrics 2008：121；349-360.

10) Weersing VR, et al：Evidence base update of psychosocial treatments for child and adolescent depression. J Clin Child Adolesc Psychol 2017；46：11-43.

11) Greco L, Hayes S（eds）：Acceptance and mindfulness treatments for children and adolescents: a practitioner's guide. Oakland, New Harbinger Publications, 2008.

12) Erickson SJ, et al：Brief interventions and motivational interviewing with children, adolescents, and their parents in pediatric health care settings: a review. Arch Pediatr Adolesc Med 2005：159；1173-1180.

13) National Institute for Health and Care Excellence（NICE）：Depression in children and young people: identification and management . NICE guideline［NG134］. 2019.

14) Wightman A. Caregiver burden in pediatric dialysis. Pediatr Nephrol 2020；35：1575-1583.

Q12 精神科の医師はどのような役割をしますか？

精神科の医師は重症度の高い精神症状や行動上の問題を伴う患者に対して専門的な治療的介入を行い，対応について医療チームに助言する。

◆ 解 説

臨床心理士（公認心理師）は移行期医療支援における多職種医療チーム内の一員としての役割を担うが[1]，精神科医は医療チームからの依頼を受けて患者を診察し，精神医学的問題に対する治療的介入や医療チームに助言を行うのが一般的である。このような診療スタイルはコンサルテーション・リエゾン精神医学（consultation-liaison psychiatry：CLP）と呼ばれ，小児・思春期・青年期の患者に対しても実践されている[2,3]。

一般に，小児患者の臨床におけるCLPのおもなニーズは，①自殺リスク評価[4]，②医学的に説明のつかない症状の診断と管理の支援[5]（代理人によるMunchausen症候群[6]を含む），③うつ病や不安症への対応[7]，④顕著な精神症状への対応（せん妄[8]，精神病性の症状［幻覚，妄想など］[9]，カタトニア（緊張病）[10]など），⑥服薬ノンアドヒアランスへの対応などであり[2,3]，小児ESKD患者に対するCLPにおいても同様である[11]。その際，精神科医には摂食障害，注意欠陥多動性障害，自閉症スペクトラム障害など，特に小児に多い精神疾患の診断と管理についての十分な知識が求められる[12]。

小児のCLPによって提供されるおもな医療サービスは，精神症状の診断とアセスメント，精神科薬物療法，精神療法（支持的精神療法，認知行動療法など），患者や親に対する心理教育，行動変容への介入などである[2,3,11]。

文献

1) Watson AR, et al：Transition from pediatric to adult renal services: a consensus statement by the International Society of Nephrology（ISN）and the International Pediatric Nephrology Association（IPNA）. Pediatric Nephrology 2011；26：1753-1757.

2) Shaw RJ, et al：Practice patterns revisited in pediatric psychosomatic medicine. Psychosomatics 2016；57：576-585.

3) Becker JE, et al：Pediatric consultation-liaison psychiatry: an update and review. Psychosomatics 2020；61：467-480.

4) Brahmbhatt K, et al：Suicide risk screening in pediatric hospitals: clinical pathways to address a global health crisis. Psychosomatics 2019；60：1-9.

5) Ibeziako P, et al：Developing a clinical pathway for somatic symptom and related disorders in pediatric hospital settings. Hosp Pediatr 2019；9：147-155.

6) Flaherty EG, et al：Caregiver-fabricated illness in a child: a manifestation of child maltreatment. Pediatrics 2013；132：590-597.

7) Malas N, et al：Depression in Medically Ill Children and Adolescents. Child Adolesc Psychiatr Clin N Am 2019；28：421-445.

8) Schieveld JN et al：Delirium in the pediatric patient: on the growing awareness of its clinical interdisciplinary importance. JAMA Pediatr 2014；168：595-596.

9) Giannitelli M, et al：An overview of medical risk factors for childhood psychosis: implications for research and treatment. Schizophr Res 2018；192：39-49.

10) Sorg EM, et al：Pediatric catatonia: a case series-based review of presentation, evaluation, and management. Psychosomatics 2018；59：531-538.

11) Amatya K, et al：Pediatric and Adolescent Patients with CKD and ESRD. Cukor D, et al（eds）：Psychosocial Aspects of Chronic Kidney Disease: Exploring the Impact of CKD, Dialysis, and Transplantation on Patients. Academic Press 2020：451-471.

12) Thom RP, et al：Challenges in the medical care of patients with autism spectrum disorder: the role of the consultation-liaison psychiatrist. Psychosomatics 2019；60：435-443.

症例提示1：移行期医療支援の実際

小学校就学時の症例：5歳（小学校就学前），女児

経過	1カ月健診で体重増加不良の指摘を受け，精査過程で腎機能障害が判明した。そのほか，左小眼球，水晶体偏位，両眼弱視が判明した。 3歳時，腎機能低下のため腹膜透析を開始した。その時の発達検査ではIQが119であり，集中力には多少欠けるが知的な問題はないという結果であった。腹膜透析導入後，特に腹膜炎を起こすこともなく，順調にコントロールができていた。 5歳の夏に通常外来で，母親が「小学校で腹膜透析をしている児童は，過去に例がないと言われ，特別支援学級になりそう」という訴えがあった。患児に弱視はあるが，知的な能力に問題はなく，腹膜透析を行っていても学校生活における制限もほとんどないため，学校の教頭および養護教諭に時間をつくってもらい，学校へ実際に出向いて患児に会ってもらった。医師からは，腹膜透析の方法や医学的な観点から学校生活はほとんど制限の必要がないこと，看護師からは実際に患児の腹部のカテーテルを見てもらい，その管理方法について説明を行った。結果として普通学級に入ることができた。小学校1年生の夏休み（6歳）に生体腎移植を行い，小学校生活で大きな問題なく過ごした。中学校も普通学級に進み，公立高校の普通科を卒業し，地元企業に就職した。

解説

本事例は小学校入学の際のものであるが，移行期医療は決して思春期・青年期からはじまるわけではなく，低年齢のころから自立を目指してかかわりをもつ必要がある。小学校の時点で特別支援学級に入っていた場合，中学，高校と普通学級に進むことは難しく，同学年の級友とのかかわりや切磋琢磨する機会は奪われてしまい，本人の成長の大きな妨げとなったであろう。移行や最終的な自立を目指したかかわりは，このように低年齢からはじまるという例としてあげた。

症例提示2：移行期医療支援の実際

移行期医療実施後に転院した症例：17歳(転院時)，女性

基礎疾患	<u>Jeune症候群</u>，狭小頭があり，骨切り術を行っていた。
経過	4歳時に腎機能低下によって腹膜透析を開始した。特に，腹膜炎などの合併症はなく，5歳時に生体腎移植を行った。7歳時の発達検査(WISC Ⅲ)でFIQ 70(VIQ 71，PIQ 75)であったが，人懐っこく，よく喋る活発な子であった。小学校，中学校と普通学級に進学し，高校も普通科であった。移行期医療支援は，小児移植外来来院時に小児看護専門看護師が待ち時間のあいだに行った。14歳時に看護師から薬の名前，薬効を教えてもらうことからはじまり，学校や進学についての相談をした。中学生になってからは，診察室に最初は一人で入り，自分の状態，薬についてなどを言い，次回の外来予約までできるように練習をした。これらの試みから，母親も患児が自分でできる能力があることを認識した。16歳ごろからは就職についての相談を看護師にし，本人は事務職を希望していることがわかった。また，他県からの通院であったが，電車を乗り継いで一人で来院できるようになった。高校卒業と同時に，当院のサテライト病院に移ることを目指し，そのまえにサテライト病院の移植コーディネーターにきてもらい，転院先の病院の紹介やシステムの説明をしてもらった。高校卒業と同時に事務職として就職し，転院も同時に行った。22歳の時点で，サテライト病院に様子を聞いたところ，腎機能や生活なども落ち着いているとのことであった。

解説

患者が中学生のころから小児看護専門看護師が移行期医療支援としてかかわることで転科や就職がスムーズにいった事例である。何度も面接や話し合いを行いながら進めたため膨大な時間がかかっており，このようなスタッフを各施設で確保できるかが問題である。

 附説 疾患解説 参照(p79)

附説 疾患解説

附説　疾患解説

Alagille症候群

小葉間胆管減少症による慢性胆汁うっ滞に加え，特異顔貌，心血管の形態異常，眼球の異常，椎体異常の肝外症状を伴う常染色体顕性遺伝性疾患である。70,000出生に1人とされ，Notch signaling pathwayに関連する分子をコードする*JAG1*（約94～99%）または*NOTCH2*（約1～4%）遺伝子の変異が原因である。乳児期から始まる黄疸が主要徴候であり，胆道閉鎖症や新生児肝炎などとの鑑別を要する。黄疸がなく，先天性心疾患や腎障害が前景に立つ非典型例で，特に*NOTCH2*遺伝子変異によるものでは重症腎障害が特徴的となる。腎尿路の形態異常は Alagille症候群の約40～70%にみられ，低形成・異形成腎，水腎症，重複腎盂尿管といったCAKUTのみではなく，尿細管性アシドーシスを起こすことがある。特徴的な異常として，心血管系では末梢性肺動脈狭窄，椎体では前方弓癒合不全，眼球では後部胎生環がある。さらに，成長障害・精神運動発達遅滞，性腺機能不全，消化管の異常などを伴う場合がある。

参考文献
1) 難病情報センター：アラジール症候群（指定難病297）https://www.nanbyou.or.jp/entry/4844（2022.12.16アクセス）
2) Menon J, et al：Multidisciplinary management of Alagille syndrome．J Multidiscip Healthc 2022；15：353-364．

Alport症候群

IV型コラーゲンα3鎖（*COL4A3*），α4鎖（*COL4A4*），α5鎖（*COL4A5*）のいずれかの遺伝子変異でIV型コラーゲンネットワークが破綻し，糸球体基底膜障害の起因となる腎症である。*COL4A3*，*COL4A4*は2番染色体上に，*COL4A5*はX染色体上に存在することから，Alport症候群の大部分を占めるX染色体連鎖型ではα5鎖，常染色体型ではα3鎖またはα4鎖の遺伝子変異が原因となる。病初期は血尿が唯一の症状となり，次第に尿蛋白が増加してESKDへと進行する。神経性難聴や眼病変（前部円錐水晶体，後嚢下白内障，後部多形性角膜変性症，斑点網膜など）が特徴的とされる。指定難病218に登録されている。

参考文献
1) 難病情報センター：アルポート症候群（指定難病218）https://www.nanbyou.or.jp/entry/4349（2022.12.16アクセス）
2) 日本小児腎臓病学会（編）：アルポート症候群診療ガイドライン2017，診断と治療社，東京，2017．

Bardet-Biedl症候群

常染色体潜性遺伝性疾患の繊毛病で，ネフロン癆類縁疾患である。網膜色素変性症，多指症，肥満，性腺機能低下症，学習障害，腎障害を主徴候とし，合指症，精神運動発達遅滞，発声障害，先天性心疾患，高血圧，肝障害，気管支喘息などを副症状とする。主徴候のうち4つ，もしくは主徴候のうち3つに加え副徴候を2つ以上満たせば，Bardet–Biedl症候群と診断する。出生時には多指症以外の症状はわかりにくく，多指症は約60～80%のBardet-Biedl症候群に出現するため，低年齢での診断は困難なことも多い。

参考文献
1) 森貞直哉，他：ネフロン癆の最近の知見．日腎会誌 2019；61：1102-1107．
2) Suspitsin EN, et al：Bardet-Biedl Syndrome．Mol Syndromol 2016；7：62-71．
3) 難病情報センター：バルデー・ビードル症候群　https://www.nanbyou.or.jp/entry/858（2022.12.16アクセス）

Beckwith-Wiedemann症候群

巨舌，腹壁欠損（臍帯ヘルニア，腹直筋解離，臍ヘルニア），過成長を3主徴とする。約15%には，肝芽種，横紋筋肉腫，Wilms腫瘍などの胎児性腫瘍が発生するため，乳幼児期の画像スクリーニングが推奨されている。原因遺伝子座は11番染色体短腕15.5領域（11p15.5）であり，この領域に存在するKIP2またはIGF2のインプリンティング異常によるが，一部はKIP2遺伝子の変異や染色体構造異常により発症する。巨舌は乳幼児期の哺乳障害，構音障害，長期的には咬合異常，下顎前突につながるため，外科的手術（舌縮小術）が検討される。腹壁欠損は5歳前後で臍帯ヘルニア，臍ヘルニア，腹直筋離開などの手術を要することがある。過成長は片側肥大により左右の脚長差を生じるため，脚延長術を行う。Beckwith-Wiedemann症候群の約28〜61%に腎尿路の形態異常が出現するため，腎嚢胞，高カルシウム尿，尿路結石，腎腫大に加え膀胱尿管逆流症をはじめとするCAKUTも認める。

参考文献
1) 難病情報センター：ベックウィズ-ヴィーデマン症候群　https://www.nanbyou.or.jp/entry/2404（2022.12.16アクセス）
2) Brioude F, et al：Expert consensus document: Clinical and molecular diagnosis, screening and management of Beckwith-Wiedemann syndrome: an international consensus statement．Nat Rev Endocrinol 2018；14：229-249.

鰓耳腎（Branchio-oto-renal：BOR）症候群

頸瘻，耳瘻孔，外耳の形態異常などの鰓原性奇形，難聴，腎尿路の形態異常を3主徴とし，指定難病190に登録されている。常染色体顕性遺伝性疾患であり，EYA1，SIX1，SALL1，SIX5遺伝子変異が原因とされており，頻度としてはEYA1遺伝子変異がおもに認められる。腎形成異常は約40〜60%にみられ，腎無形成，低形成腎，腎盂尿管移行部狭窄，膀胱尿管逆流に随伴する水腎症などが起こるが，もっとも頻度が高いのは低形成腎である。稀に糸球体病変を呈することがあり，FSGSと膜性腎症の報告がある。第二鰓弓異常として耳介の形態異常，耳前瘻孔，側頸瘻が起こり，BOR症候群の約半数に認められる。耳前瘻孔はしばしば感染症を反復し，摘出術の適応となる。難聴は約90%の患者にみられ，混合型難聴がもっとも多く，一部では進行性の経過をたどる。側頭骨に異常を認めることがあり，蝸牛，半規管，前庭水管の異常が報告されている。一般に知的発達は正常で，言語発達の改善に対する期待から聴力異常への適切な早期介入が求められ，腎障害がもっとも予後に影響する因子であるとされている。

参考文献
1) 難病情報センター：鰓耳腎症候群（指定難病190）　https://www.nanbyou.or.jp/entry/4388（2022.12.16アクセス）
2) 森貞直哉，他：鰓弓耳腎（branchio-oto-renal：BOR）症候群．別冊 新領域別疾患群シリーズ（腎臓症候群（第2版）上—その他の腎臓疾患を含めて）2012：461-464.

CHARGE症候群

8番染色体8q12.1に存在するChromodomain helicase DNA binding protein-7（CHD7）遺伝子のヘテロ接合体変異により発症する多発奇形症候群で20,000出生に1人程度の希少疾患である。主要徴候であるC：眼コロボーマ，H：心形態異常，A：後鼻孔閉鎖，R：成長障害・精神運動発達遅滞，G：性器異常，E：耳介の形態異常・難聴の頭文字から命名され，指定難病105に登録されている。

参考文献
1) 難病情報センター：チャージ症候群（指定難病105）　https://www.nanbyou.or.jp/entry/4139（2022.12.16アクセス）
2) 黒澤健司：CHARGE症候群．別冊 領域別症候群シリーズ（内分泌症候群（第3版）IV—その他の内分泌疾患を含めて）2019；4：475-479.

Denys-Drash症候群

Wilms tumor-suppressor geneとして11p13に同定されたWT1遺伝子のExon 8, 9のミスセンス変異によって引き起こされるため，急速に進行する腎症，46XY性分化疾患，Wilms腫瘍を3主徴とする。腎症は乳児期早期にネフローゼ症候群を発症し，多くが4歳までにESKDに至る。腎組織所見はびまん性メサンギウム硬化症（DMS）を呈する。Wilms腫瘍の発生は，低年齢では両側発症が多いとされる。性分化疾患として は，46XY個体では男性化障害を生じるが，46XX個体では一般に外性器の形態異常は生じない。

参考文献
1) 西健太朗，他：Denys-Drash症候群．別冊 領域別症候群シリーズ（内分泌症候群（第3版）IV―その他の内分泌疾患を含めて）2019：480-483.
2) 野津寛大：WT1関連腎炎の術前・術後管理．腎と透析 2018；85：568-572.

Down症候群（21トリソミー）

もっとも頻度が高い染色体異常症の一つで，21番染色体全長あるいは一部の重複による先天異常症候群である。主要徴候としては新生児期から乳児期にかけての筋緊張低下，精神運動発達遅滞，眼瞼裂斜上，内眼角贅皮，鞍鼻，単一手掌横断襞などを特徴とする。合併症として約50％に先天性心疾患，約20％に十二指腸狭窄・閉鎖，鎖肛などの消化管の異常を伴う。急性白血病や新生児期の一過性骨髄異常増殖症，甲状腺機能異常や環軸椎亜脱臼をきたすことがある。

参考文献
1) 小児慢性特定疾病情報センター：ダウン（Down）症候群 https://www.shouman.jp/disease/details/13_01_014/?path_describe=13_01_014（2022.12.16アクセス）
2) Bull MJ：Down syndrome. N Engl J Med 2020；382：2344-2352.

Fraser症候群

埋没眼球，皮膚性合指症，尿路の形態異常，性別不明な外性器，喉頭および気管の異常を特徴とし，鎖肛，頭蓋骨および顔面の変形，耳介の形態異常，内分泌異常などを伴う。アポトーシスに関連するFRAS1，FREM2，GRIP1遺伝子の変異により発症する常染色体潜性遺伝性疾患であり，無形成腎，低異形成腎をはじめとするさまざまなCAKUTを合併するが，最重症型の両側無形成腎では致死的となる。

参考文献
1) Slavotinek AM, et al：Fraser syndrome and cryptophthalmos: review of the diagnostic criteria and evidence for phenotypic modules in complex malformation syndromes. J Med Genet 2002；39：623-633.
2) Bouaoud J, et al：Fraser syndrome: review of the literature illustrated by a historical adult case. Int J Oral Maxillofac Surg 2020；49：1245-1253.

Frasier症候群

緩徐に進行する治療抵抗性の腎症と46XY Disorders of sex development（46, XY DSD）を特徴とする疾患であり，1964年に初めて報告された。Wilms tumor 1遺伝子（WT1遺伝子）におけるイントロン9のスプライスサイト変異により発症し，腎症は多くが学童期に発症して組織所見はFSGSを呈する。多くは青年期までに腎不全へと進行する。男性では性分化異常を伴い女性型外性器を呈することが多い。Wilms腫瘍を発症する場合もあるが，線状性腺を呈し，性腺芽腫などの性腺腫瘍を発症する場合もある。

参考文献
1) 三善陽子，他：Frasier症候群．別冊 新領域別疾患群シリーズ（腎臓症候群（第2版）上―その他の腎臓疾患を含めて）2012：407-409.
2) 野津寛大：WT1関連腎炎の術前・術後管理．腎と透析 2018；85：568-572.

HDR(hypoparathyroidism, deafness, renal dysplasia)症候群

副甲状腺機能低下症, 感音性難聴, 腎尿路の形態異常を特徴とする疾患でBarakat症候群とも呼ばれる。*GATA3*のheterozygous mutationが原因とされる。難聴は感音性で, 多くは両側性, 特に高周波数で顕著という特徴をもつ。腎尿路の形態異常は腎囊胞, 無形成腎, 低形成腎, 膀胱尿管逆流症などが報告され, ESKDに至る場合がある。難聴は小児期に診断されることが多く, 副甲状腺機能低下症と腎尿路の形態異常は無症候性で診断が遅くなることが多い。3つの症候すべてを示さず部分症のみの患者も存在するが, 難聴は92.7%の患者で, 副甲状腺機能低下症は87.0%, 腎尿路の形態異常は61.0%の患者にみられる。一方, 各症候は年齢とともに診断率が上がるとされ, 50代になるとほぼすべての患者で3つの症候すべてが顕在化する。また, これまで*GATA3*変異をもつ患者で非発症の保因者の報告はなく, 浸透率は非常に高いと考えられている。女性生殖器の形成異常を伴うことがある。dysmorphismや精神運動遅滞を伴うHDR症候群では10番染色体短腕の大きな欠失を伴っている。

参考文献
1) Lemos MC, et al：Hypoparathyroidism, deafness, and renal dysplasia syndrome: 20 Years after the identification of the first GATA3 mutations. Hum Mutat 2020；41：1341-1350.

Jeune症候群

胸郭形成異常(asphyxiating thoracic dystrophy), 小人症を伴う四肢短縮(short-limbed dwarfism), 骨盤の異常(trident pelvis)など, 骨格異常が特徴的病変である。網膜病変や肝臓, 腎臓, 膵臓の囊胞性線維性病変を伴う。常染色体潜性遺伝性疾患であり, Jeune症候群の臨床症候を呈する患者のなかで*IFT80*, *DYNC2H1*, *TTC21B*, *WDR19*遺伝子などの変異が同定され, 繊毛病(ciliopathy)に分類される。

参考文献
1) 和田尚弘：Jeune症候群. 小児診療 2016；79(増刊)：304.
2) 竹村 司：Jeune症候群. 別冊 新領域別疾患群シリーズ(腎臓症候群(第2版)上—その他の腎臓疾患を含めて)2012：420-422.

Joubert症候群

小脳虫部欠損, 筋緊張低下, 失調, 発達遅延, 眼球運動異常, 異常呼吸運動を呈する疾患として1969年に報告され, 指定難病177に登録されている。放射線医学的に脳幹の形成異常(molar tooth sign：MTS)を呈することが特徴とされ, 網膜異常, 腎囊胞, 肝障害など多種多様な臨床症候を有することがのちに報告された。原因遺伝子別に28亜型に分類され, その原因遺伝子として繊毛に関する36遺伝子が同定されたことから, 繊毛病としての疾患概念に属する疾患と位置づけられ, Joubert症候群とJoubert症候群関連疾患(JSRD)と呼ばれている。

参考文献
1) 難病情報センター：ジュベール症候群関連疾患(指定難病177) https://www.nanbyou.or.jp/entry/4552(2022.12.16アクセス)
2) 伊藤雅之：Joubert症候群関連疾患. 小児診療 2016；79(増刊)：101.

Kabuki症候群

1981年にわが国から報告され, 患者の特異顔貌の一つである切れ長の眼瞼裂と下眼瞼外側1/3の外反が歌舞伎役者の隈取りに似ていることから命名された先天異常症候群である。その推定罹病率は32,000出生に1人程度とされている。約70%に*KMT2D*遺伝子(*MLL2*遺伝子)の変異が認められる。主要徴候として, 特異顔貌, 骨格系異常, 皮膚紋理異常, 精神運動発達遅滞, 成長障害(低身長)があげられる。合併する腎・泌尿器の

徴候としては融合腎，低形成腎・異形成腎，膀胱尿管逆流症，水腎症などさまざまであり，指定難病187に登録されている。

参考文献
1) 難病情報センター：歌舞伎症候群（指定難病187）　https://www.nanbyou.or.jp/entry/4664（2022.12.16アクセス）
2) 北山浩嗣, 他：歌舞伎症候群（新川-黒木症候群, Kabuki make-up症候群, Kabuki症候群）. 別冊 新領域別疾患群シリーズ（腎臓症候群（第2版）上—その他の腎臓疾患を含めて）2012：449-453.

MMIHS（megacystis-microcolon-intestinal hypoperistalsis syndrome）

機械的閉塞のない巨大膀胱，microcolon，腸管低蠕動を特徴とする。約半数で遺伝子異常を認める（*ACTG2*（AD），*LMOD1*（AR），*MYH11*（AR），*MYL9*（AR），*MYLK*（AR））。出生前後に腸閉塞または膀胱閉塞の症状で発見される。筋原性の膀胱機能障害，膀胱尿管逆流症，水腎症，尿路感染症の反復からESKDのリスクがあり，清潔間欠自己導尿，膀胱瘻，尿路変更を行う。腸の機能障害は重度で最終的には中心静脈栄養（TPN）に依存することになり，中心静脈感染，肝機能障害および肝不全などをTPNにより発症することがある。栄養障害が続き，肝不全または中心静脈アクセスを維持できないためにTPNに耐えられない患者には，小腸移植が検討される。指定難病100に登録されている。

参考文献
1) Ambartsumyan L：Megacystis-Microcolon-Intestinal Hypoperistalsis Syndrome Overview. GeneReviews® [Internet]. Seattle（WA）: University of Washington, Seattle; 1993-2022.
2) 難病情報センター：巨大膀胱短小結腸腸管蠕動不全症（指定難病100）　https://www.nanbyou.or.jp/entry/4065（2022.12.16アクセス）

Prune belly症候群

先天性腹膜形成不全，尿路の形態異常，両側停留精巣を3主徴とする先天異常症候群であり，100,000出生に3.6〜3.8人程度と報告される。ほとんどが男性であり，女性は約5％であると報告されている。生命予後にもっとも影響を与えるのは腎臓の形成不全であり，最重症患者は羊水過少から肺低形成（potter sequence）となり周産期に死亡する。3主徴のほかには，心臓（約25％），肺（約58％），消化管（約24％），骨格系（約23％）の合併奇形を伴うことが多い。上部尿路の形態異常（低形成腎，水腎症，水尿管症，尿管膀胱移行部狭窄）に加え，下部尿路の異常も認める。巨大膀胱，高コンプライアンス膀胱，尿道の狭窄・低形成などにより尿路変更や導尿を要する患者では腎移植後も管理が必要である。停留精巣は両側性で腹腔内に存在することが多い。精巣固定が遅れた患者では胚細胞腫瘍の発生に注意する。腹壁欠損に対し，整容的な理由で形成術を行う場合がある。腹直筋の欠損を認めるが，通常歩行は可能である。患者によっては成長とともに前彎・側彎が目立つようになり装具や固定術を要する。

参考文献
1) Achour R, et al：Prune belly syndrome: Approaches to its diagnosis and management. Intractable Rare Dis Res 2018；7：271-274.
2) 佐藤裕之：Prune belly症候群. 小児診療2016；79（増刊）：394.

腎コロボーマ（renal coloboma）症候群

視神経異形成と腎低異形成を特徴とする常染色体顕性遺伝性疾患である。原因としては*PAX2*遺伝子の変異が報告され，約半数の患者に同定される。腎臓は，低形成腎，異形成腎，多嚢胞性異形成腎（multicystic dysplastic kidney），寡巨大糸球体症，馬蹄腎などを呈する。腎症候として蛋白尿，高血圧，腎機能低下を呈し，ESKDに至る患者もいる。眼の表現型は視神経乳頭が拡大・陥凹し，視神経コロボーマまたは朝顔症

候群と呼ばれる。そのほかには，角膜・網膜・強膜・視神経・眼球の異常を伴うことがあり，視力低下や網膜剥離につながる。発症頻度は不明で非常に稀と考えられている。

参考文献
1) Schimmenti LA：Renal coloboma syndrome．Eur J Hum Genet 2011；19：1207-1212.
2) 難病情報センター：腎コロボーマ症候群（平成24年度）https://www.nanbyou.or.jp/entry/3280（2022.12.16アクセス）

Renal cyst and diabetes 症候群

*TCF2/HNF1B*遺伝子は，肝臓，膵臓，腎臓で高発現しており，転写因子をコードしている。*TCF2/HNF1B*遺伝子のheterozygous mutationにより発症し，常染色体顕性遺伝性疾患である。*TCF2/HNF1B*遺伝子異常は，遺伝子全欠損がもっとも多いが，一塩基変異もあり，遺伝子型と表現型の相関は認められない。典型例は，多囊胞性異形成腎，低形成腎，片腎などのCAKUTと若年発症成人型糖尿病の双方を発症する。髄質囊胞腎や若年発症の高尿酸血症と痛風を呈する常染色体顕性尿細管間質性腎疾患（autosomal dominant tubulointerstitial kidney disease：ADTKD）の表現型を示す患者もいる。腎障害のほうが糖尿病よりも浸透度が高く，糖尿病発症に先行することが多い。そのほかの腎外症状としては，精神運動発達遅滞，膵低形成，無症候性肝酵素上昇，女性生殖器の形態異常，精巣精管の形態異常などがある。

参考文献
1) 井藤奈央子，他：髄質囊胞性腎疾患研究の進歩．日腎会誌 2018；60：543-552.
2) Faguer S, et al：Diagnosis, management, and prognosis of HNF1B nephropathy in adulthood．Kidney Int 2011；80：768-776.

Rubinstein-Taybi 症候群

1963年に精神運動発達遅滞，特異顔貌，幅広い母指・母趾を特徴とする多発奇形症候群として報告され，指定難病102に登録されている。原因は16番染色体16q13.3に位置するCREB-binding protein遺伝子（CREBBP or CRP）のハプロ不全とされる。主要徴候以外にも成長障害をはじめ，眼，歯，体幹，皮膚にさまざまな異常を認め，腎・泌尿器の徴候では停留精巣や小陰茎，尿道下裂，膀胱尿管逆流などがあげられている。

参考文献
1) 難病情報センター：ルビンシュタイン・テイビ症候群（指定難病102）https://www.nanbyou.or.jp/entry/4068（2022.04.10アクセス）
2) 小崎里華：Rubinstein-Taybi症候群．小児内科 2021；53（増刊）：242-244.

Senior–Løken 症候群

ネフロン癆と網膜色素変性症などの網膜病変を特徴とし，ネフロン癆類縁疾患の10％程度を占める代表的疾患である。1,000,000出生に1人で，*NPHP5*や*NPHP6*遺伝子変異患者では重度の網膜色素変性症をきたすが，遺伝子異常の検出率は低い。網膜病変には早発型と遅発型があり，典型的な早発型では出生時から全盲となる。遅発型では学童期に夜盲症および進行性の視力障害を発症する。若年性ネフロン癆がもっとも多く，平均13歳までにESKDとなることが多い。

参考文献
1) 杉本圭相：線毛異常と囊胞性腎疾患　ネフロン癆．腎と透析 2019；87：749-754.
2) Braun DA, et al：Ciliopathies．Cold Spring Harb Perspect Biol 2017；9：a028191.

Sotos症候群

大頭を含む特異顔貌，骨年齢促進を伴う過成長，精神運動発達遅滞を主要徴候とし，わが国の患者数は約2,500人と推定され，指定難病194に登録されている。原因は5番染色体5q35領域に存在する*NSD1*遺伝子のハプロ不全によるとされ，*NSD1*遺伝子を含む染色体微細欠失型と*NSD1*遺伝子内変異とに分類され，常染色体顕性遺伝性疾患である。主要徴候のほかに，痙攣や脊柱側彎症，先天性心疾患，CAKUTも合併することがあり，臨床症候を把握したうえでの管理が必要である。

参考文献
1) 難病情報センター：ソトス症候群（指定難病194） https://www.nanbyou.or.jp/entry/4778（2022.12.16アクセス）
2) 清水健司：Sotos症候群．小児内科 2021；53（増刊）：238-241.

Townes-Brocks症候群

鎖肛，感音性や伝音性難聴をしばしば伴う耳介の形態異常（小耳症，耳前肉柱など），母指奇形を伴う常染色体顕性遺伝性疾患で，原因は16番染色体の16q12.1に位置する*SALL1*遺伝子のヘテロ接合体変異が同定されている。発症頻度は不明で非常に稀であると考えられている。そのほかには，足の形態異常（内反足，母趾の重なり，つま先の欠損）が約52％，先天性心疾患（心房中隔欠損，心室中隔欠損症，Fallot四徴症，三尖弁閉鎖症，動脈管開存）が約25％，知的障害が約10％の患者に合併することがあり，稀に虹彩コロボーマ，Duane症候群，Arnold-Chiari奇形，成長障害を伴う。泌尿生殖器の形態異常としては，片腎や両側低形成腎，異形成腎，腎無形成，多嚢胞腎，後部尿道弁，膀胱尿管逆流，尿道狭窄がある。ESKDも含め，腎機能低下も認められ腎移植の報告もある。耳介の形態異常に加え，さまざまな程度の先天性の感音性・伝音性難聴を伴い，軽度の難聴でも加齢とともに悪化することがある。

参考文献
1) Powell CM, et al：Townes-Brocks syndrome． J Med Genet 1999；36：89-93.
2) 難病情報センター：Townes-Brocks症候群（タウンズブロックス症候群）（平成24年度） https://www.nanbyou.or.jp/entry/3278（2022.12.16アクセス）

結節性硬化症（tuberous sclerosis complex）

常染色体顕性遺伝性疾患であり，その原因遺伝子として*TSC1*遺伝子，*TSC2*遺伝子が同定されている。*TSC1*遺伝子，*TSC2*遺伝子によりコードされる蛋白であるハマルチン，チュベリンの複合体の機能不全により，下流のmTORC1の抑制がとれるために上衣下巨細胞性星細胞腫などの脳内腫瘍や皮膚の血管線維腫，心臓の横紋筋腫，肺のリンパ脈管筋腫症，腎臓の血管筋脂肪腫などのさまざまな腫瘍，てんかんや自閉症といった神経症状を呈する全身性疾患である。指定難病158に登録されている。

参考文献
1) Henske EP, et al：Tuberous sclerosis complex． Nat Rev Dis Primers 2016；2：16035.
2) 難病情報センター：結節性硬化症（指定難病158） https://www.nanbyou.or.jp/entry/4385（2022.12.16アクセス）

VACTERL連合

VACTERL/VATER連合は，脊椎異常（V），鎖肛（A），先天性心疾患（C），気管食道瘻（TE），腎異常（R），四肢異常（L）のうち少なくとも3つの症候が存在することで定義される。臨床症候の組み合わせで診断されるが，単一の原因が同定されておらず，10,000〜40,000出生に1人と推定される。心疾患，鎖肛，気管食道瘻に対しては新生児期から外科的介入を必要とすることが多く，これらを乗り越えたあともほかの合併症による

長期的な問題が生じ，腎尿路の形態異常と脊椎異常がその代表である。腎尿路の形態異常は約50〜80%の患者に認める。片側または両側の無形成腎から馬蹄腎，嚢胞腎，異形成腎に加え，尿管および生殖器の形態異常も報告されている。脊椎異常は約60〜80%の患者に認め，半椎，蝶形椎，楔状椎，椎骨融合，椎骨の過剰や欠損が知られ，肋骨や仙骨の異常もみられること

がある。重症度はさまざまであるが，脊椎異常に起因する側彎のために手術を要することがある。VATER連合は指定難病173に登録されている。

参考文献
1) Solomon BD：VACTERL/VATER Association. Orphanet J Rare Dis 2011 16；6：56.
2) 難病情報センター：VATER症候群（指定難病173） https://www.nanbyou.or.jp/entry/4851（2022.12.16アクセス）

WAGR症候群（Wilms tumor-aniridia-genitourinary anomalies-mental retardation syndrome）

腎炎，Wilms腫瘍，無虹彩症，外性器異常，精神運動発達遅滞，肥満症（小児期発症），膵炎を伴う症候群であり，WT1遺伝子を含む11番染色体の部分欠失で発症する。腎炎は生後数箇月以内に発症し，小児期に多くが腎不全に至る。WAGR症候群の半数程度はWilms腫瘍を発症するとされ，外性器異常として男性では停

留精巣を，女性では卵巣機能不全を呈する。

参考文献
1) 野津寛大：WT1関連腎炎の術前・術後管理. 腎と透析 2018；85：568-572.

先天性ネフローゼ症候群

生後3カ月以内に発症するネフローゼ症候群を先天性ネフローゼ症候群とし，生後3カ月から1年以内に発症するネフローゼ症候群を乳児ネフローゼ症候群として区別される。病因としてポドサイト関連の遺伝子異常に起因するnephrinやpodocinをはじめとする分子異常が多数報告されている。続発性として先天性梅毒などの感染症もあげられる。全身性浮腫，腹水，泉門

開大などの身体所見に加えて，多量の尿蛋白漏出に伴う低アルブミン血症や脂質異常症，重篤な感染症，血栓症などを発症する。

参考文献
1) 日本小児腎臓病学会（編）：先天性ネフローゼ症候群. 小児腎臓病学 改訂第2版，診断と治療社，東京，2017：210-213.
2) 綾 邦彦：先天性・乳児ネフローゼ症候群. 小児内科 2021；53（増刊）：538-543.

ネフロン癆

腎皮髄境界部の小嚢胞形成，進行性の糸球体硬化，尿細管間質性腎炎を特徴とする常染色体潜性遺伝性疾患の繊毛病である。初期症状は尿濃縮障害による多飲・多尿・夜尿であることが多いが，希釈尿を呈するため学校検尿での発見が難しい。ネフロン癆の患児の約10〜20%が腎外合併症を伴い，ネフロン癆類縁疾患と診断される。経年的に多くがESKDに至り，小児期にESKDとなる原因疾患の約5〜10%を占める。ネフ

ロン癆は単一遺伝子変異により発症すると考えられているが，原因遺伝子が特定できるネフロン癆は半数以下にとどまっている。指定難病335に登録されている。

参考文献
1) 難病情報センター：ネフロン癆（指定難病335） https://www.nanbyou.or.jp/entry/22436（2022.12.16アクセス）
2) 杉本圭相：ネフロン癆─臨床像と診断に向けたアプローチ─. 日小児腎臓病会誌 2017；30：112-118.

22q11.2欠失症候群

22番染色体長腕のヘミ接合性微小欠失による疾患であり，染色体微小欠失症候群のなかでもっとも頻度が高い。3,000〜6,000出生に1人であり，胎児では1,000人に1人といわれる。主要徴候は先天性心疾患，口唇口蓋裂，特異顔貌，胸腺低形成に伴う免疫不全であり，重症度はさまざまである。そのほかに副甲状腺低形成による低カルシウム血症，腎臓，歯牙，消化管，骨格の異常が起こり，学習障害，精神運動発達遅滞がしばしばみられる。精神疾患（不安，うつ，統合失調症）とParkinson病の罹患が一般集団より高い。腎形態異常は約20%にみられ，無形成腎，多囊胞性異形成腎，水腎症などが知られ，小児期にESKDとなることもしば

しばある。新生児期から小児期には，先天性心疾患や口唇口蓋裂に対して外科的介入を要することが多い。また，Ｔ細胞欠損を伴う重症患者では造血細胞移植を行うことがある。低カルシウム血症に対しても治療を要する。思春期から青年期に至ると，腎機能障害，精神疾患，Parkinson病に注意が必要である。指定難病203に登録されている。

参考文献
1) Cirillo A, et al：Clinical Manifestations of 22q11.2 Deletion Syndrome．Heart Fail Clin 2022；18：155-164.
2) 難病情報センター：22q11.2欠失症候群（指定難病203）https://www.nanbyou.or.jp/entry/5317（2022.12.16アクセス）

4p欠失症候群

4番染色体短腕に位置する遺伝子群の欠失により生じる疾患であり，主要徴候として特異顔貌（greek warrior helmet appearance：突出した額，眼間解離，額に続く広い鼻梁，高いアーチを描く眉，薄くはっきりした口唇，小顎），成長障害，精神運動発達遅滞，難治性てんかんを呈する。染色体検査で4番染色体短腕（4p16.3）に欠失があり，4番染色体短腕上に存在する遺伝子群のハプロ不全が原因と考えられている。臨床的にWolf-Hirschhorn症候群とも認識され，発症頻度は20,000〜50,000出生に1人で，わが国における患者数は1,000人以下と推定されている。指定難病198に登録され，小児慢性特定疾病の対象疾病としても登録されている。約50%に先天性心疾患（心房中隔欠損，心室中隔欠損症，肺動脈狭窄，動脈管開存）を伴い，修復術を要する。約40%に伝音性難聴，約69%に抗体産生不全を認める。造血機能障害と肝腺腫の報告があ

る。約1/3の患者に腎尿路の形態異常（膀胱尿管逆流症，馬蹄腎，片側または両側の無形成腎，低異形成腎，寡巨大糸球体症）を認めるが，稀に膀胱外反症，尿細管性アシドーシスの報告もある。男女ともに生殖器の形態異常を伴うことがある。新生児期から小児期には成長障害，精神運動発達遅滞，難治性てんかんがおもな治療対象となり，重度の知的障害を認める。思春期から青年期に至った患者では，腎機能障害の進行，免疫不全，造血不全，肝の悪性新生物の発生に注意を要する。

参考文献
1) Battaglia A, et al：Wolf-Hirschhorn syndrome: A review and update．Am J Med Genet C Semin Med Genet 2015；169：216-223.
2) 難病情報センター：4p欠失症候群（指定難病198）https://www.nanbyou.or.jp/entry/4805（2022.12.16アクセス）
3) 二宮伸介：4pモノソミー症候群．小児内科 2021；53（増刊）：196-198.

索引 ‖‖

思春期・青年期の患者のための末期腎不全（ESKD）診療ガイド

定　価	本体 2,500 円＋税
発　行	2023 年 3 月 20 日　第 1 刷発行
監　修	成田 一衛
編　集	服部 元史　岩野 正之
発行者	株式会社 東京医学社
	代表取締役 蒲原 一夫
	〒 101-0051　東京都千代田区神田神保町 2-40-5
	編集部　TEL 03-3237-9114　販売部　TEL 03-3265-3551
	URL：https://www.tokyo-igakusha.co.jp　E-mail：info@tokyo-igakusha.co.jp

印刷・製本　二報社印刷株式会社

本書に掲載する著作物の複製権・翻訳権・上映権・譲渡権・公衆送信権（送信可能化権を含む）は（株）東京医学社が保有します。

ISBN 978-4-88563-738-4

乱丁，落丁などがございましたら，お取り替えいたします。

正誤表を作成した場合はホームページに掲載します。